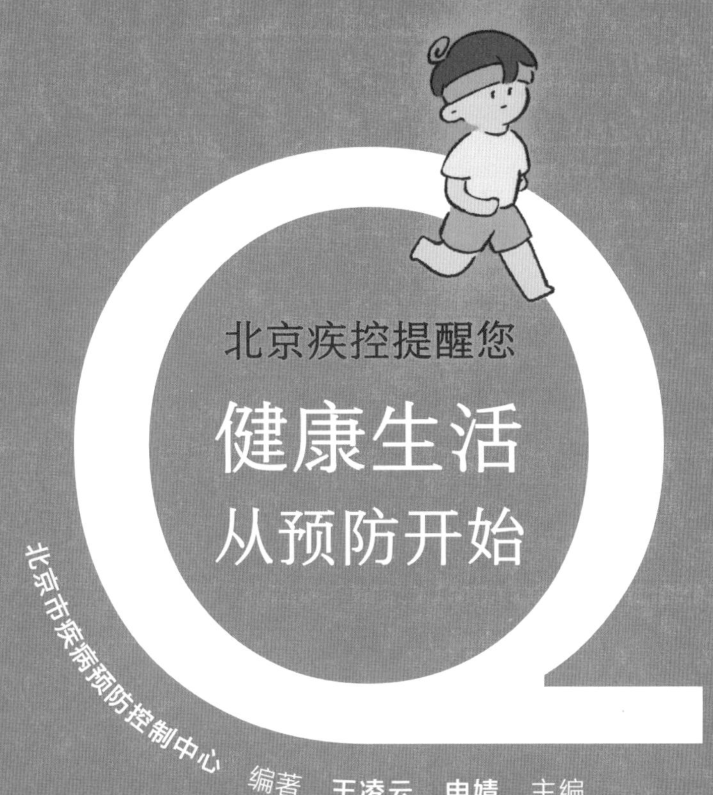

北京疾控提醒您

健康生活 从预防开始

北京市疾病预防控制中心 编著 王凌云 申婧 主编

北京出版集团
北京出版社

图书在版编目（CIP）数据

健康生活从预防开始 / 北京市疾病预防控制中心编著 ; 王凌云, 申婧主编. — 北京 : 北京出版社, 2023.10

（北京疾控提醒您）

ISBN 978-7-200-18292-7

Ⅰ. ①健… Ⅱ. ①北… ②王… ③申… Ⅲ. ①保健 — 普及读物 Ⅳ. ①R161-49

中国国家版本馆CIP数据核字（2023）第190797号

北京疾控提醒您

健康生活从预防开始

JIANKANG SHENGHUO CONG YUFANG KAISHI

北京市疾病预防控制中心　编著

王凌云　申婧　主编

出　版	北京出版集团 北 京 出 版 社
地　址	北京北三环中路6号
邮　编	100120
网　址	www.bph.com.cn
总发行	北京出版集团
经　销	新华书店
印　刷	北京瑞禾彩色印刷有限公司印刷
版印次	2023年10月第1版　　2023年10月第1次印刷
开　本	710毫米×1000毫米　1/16
印　张	11.75
字　数	126千字
书　号	ISBN 978-7-200-18292-7
定　价	68.00元

如有印装质量问题，由本社负责调换

质量监督电话：010－58572393

主编

王凌云　申婧

副主编

杨丹　胡静

编委（编委按姓氏笔画排序）

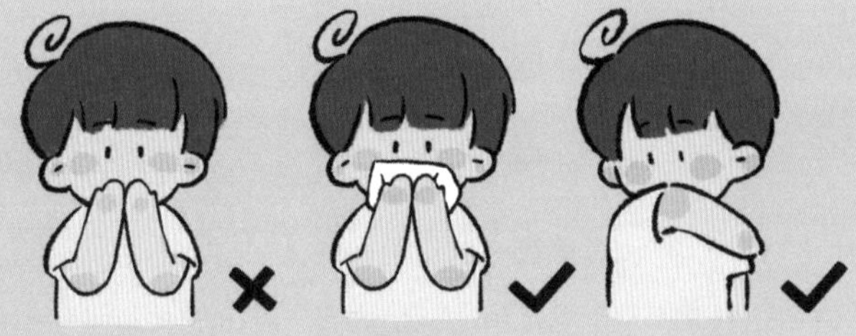

前言

进入新时代，健康已经成为大众关心的重大民生福祉问题，预防是最经济、最有效的健康策略，健康宣传教育是重要手段，也是疾病预防控制中心重点工作之一。我们以公众健康需求为导向，传播科学的健康知识，全力提升公众的健康意识与素养。

北京市疾病预防控制中心公众号是传播健康知识的重要媒介之一，多年来积累了大量专家资源和健康知识。作为专业团队，我们希望这些优质的科普资源和知识能通过不同形式、不同媒介走进更多的家庭，为大众家庭健康管理提供科学的支撑和引导。

本书以“北京疾控提醒您”为系列书名，将疾控健康预防知识以问答形式呈现，回归大众关注的健康话题，实现医学知识的大众传播和科普转化。本书为“北京疾控提醒您”系列图书第一册，从更全面的视角向大众科普家庭健康预防的基础知识。全书分为疾病与健康、饮食与健康、生活与健康三大篇章，共筛选 40 余个热点话题、问题，通过将最简单的语言和一些图解化的内容相融合，使健康科普知识更加通俗易懂。

北京市疾病预防控制中心公众号和本次的图书编辑工作得到了北京市卫生健康委员会的大力支持，由于编写人员水平有限，书中疏漏在所难免，欢迎广大读者和专业人员批评指正，以便我们在将来的再版中加以修改和完善。

编委会

2023 年 9 月 17 日

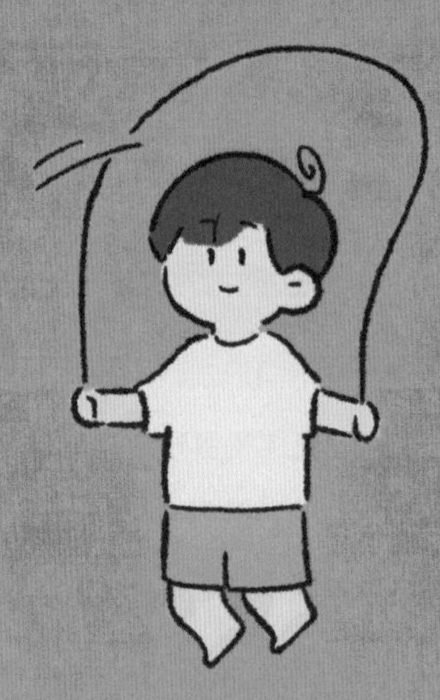

目录

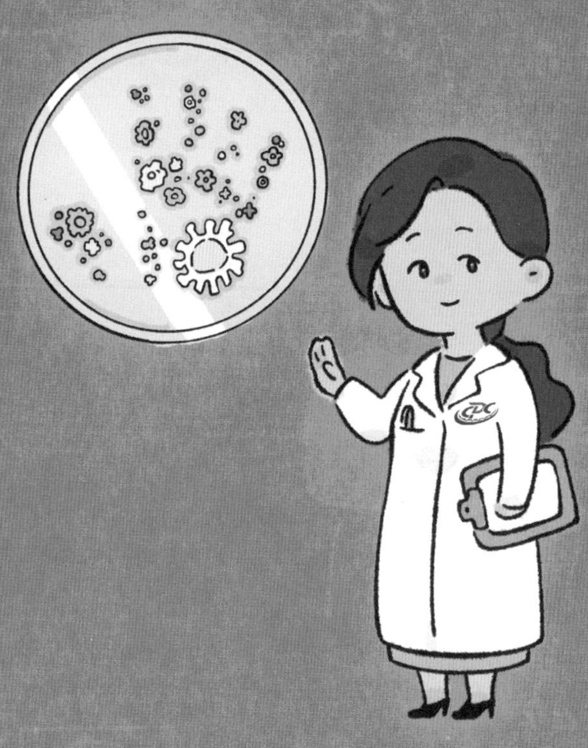

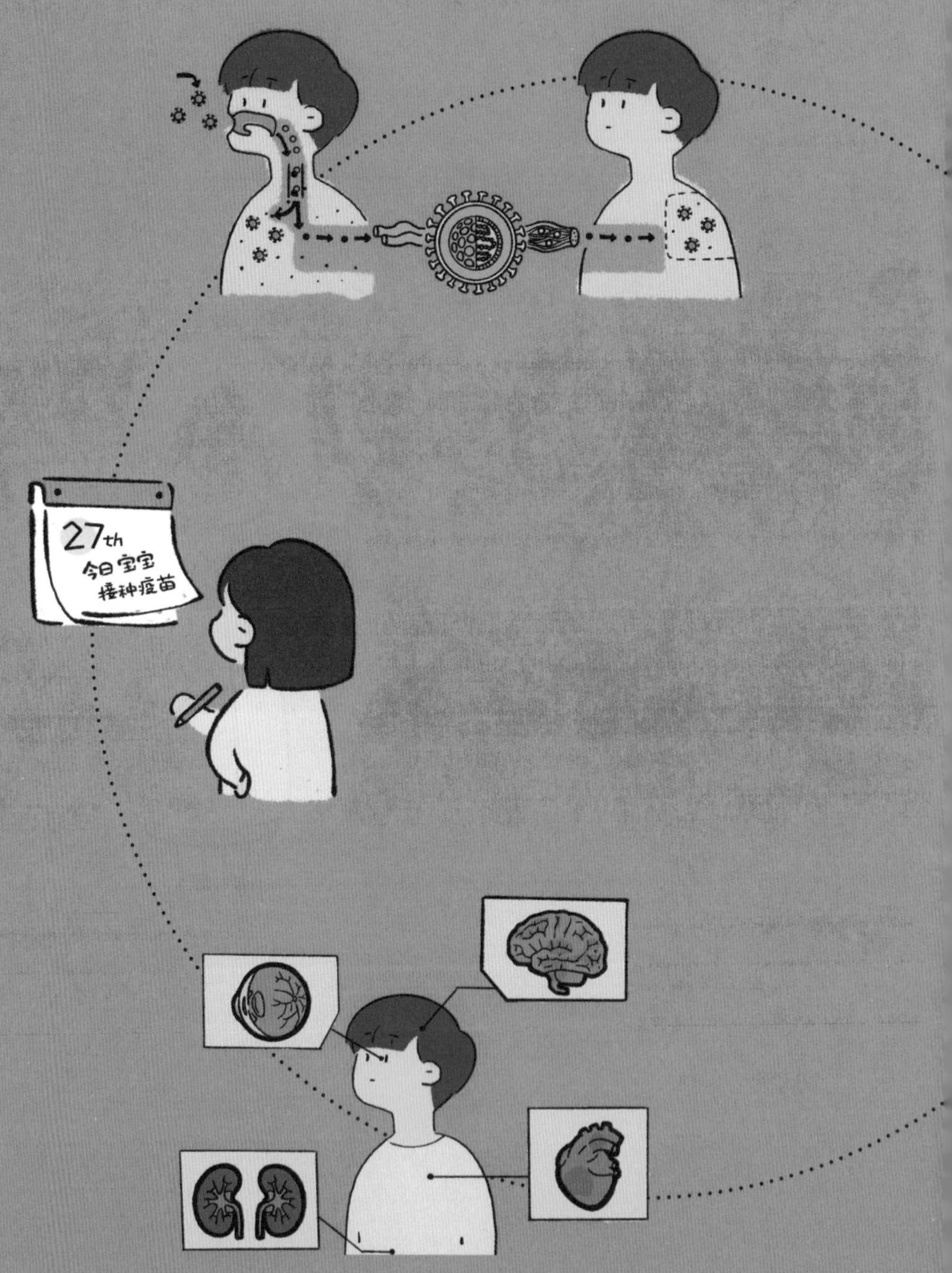
27th
今日宝宝
接种疫苗

第一章

疾病与健康

Q1 您真的了解流感吗？

北京疾控提醒您

流行性感冒，简称“流感”，是一种呼吸道传染病，可通过多种途径传播，大家在生活中要注意科学预防，患流感之后要积极治疗。

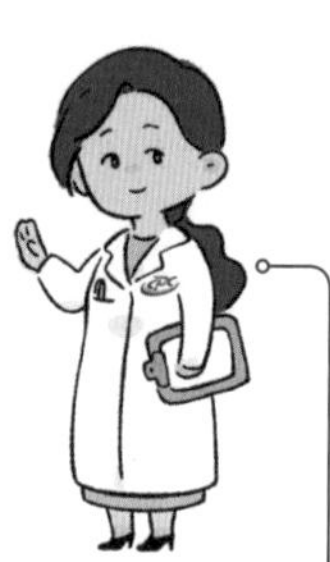

在我国北方地区，秋冬季是流感等呼吸道传染病的高发季节，气温降低有利于流感病毒的存活和传播。

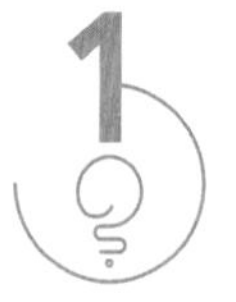

1 怎么得了流感呢

流感是由流感病毒感染引起的对人类危害较严重的急性呼吸道传染病。

流感病毒按其核心蛋白分为四个型别：甲型（A型）、乙型（B型）、丙型（C型）和丁型（D型）。

人群中主要流行的流感病毒包括：甲型H1N1、甲型H3N2亚型、乙型Yamagata系及乙型Victoria系流感病毒，病毒容易发生变异，导致抗原性改变，使得每年在病毒流行季人群对其普遍易感。

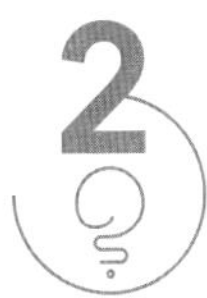

流感是怎么传播的

流感患者和隐性感染者是季节性流感的主要传染源，流感病毒主要通过其呼吸道分泌物以飞沫的形式传播，也可以通过气溶胶及口腔、鼻腔、眼睛等黏膜直接或间接接触传播。

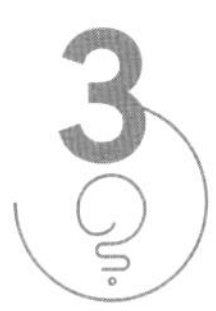

得了流感有哪些症状

流感一般表现为急性起病、发热，有的人可出现高热，体温达39～40℃，伴随畏寒、头痛、肌肉和关节酸痛、极度乏力、食欲减退等全身症状，一般人们常会咽痛、咳嗽，会有鼻塞、流涕、胸骨后不适、颜面潮红、结膜轻度充血等症状，也有的人有呕吐、腹泻等症状。

轻症流感常与普通感冒的症状相似，但发热和全身症状更明显。

重症流感可能会出现病毒性肺炎、继发细菌性肺炎、急性呼吸窘迫综合征、休克、弥漫性血管内凝血、心血管和神经系统等肺外表现及多种并发症，甚至死亡。

5岁以下儿童、老年人、患有慢性病者或体质虚弱者更容易出现严重的并发症。

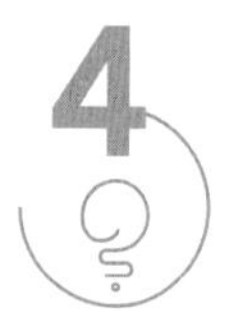

怎么判断是否得了流感

如果在流感流行季节出现发热，咳嗽、咽痛等呼吸道症状，可能是感染流感病毒所致。但因为流感的症状、体征缺乏特异性，易与普通感冒和其他上呼吸道感染疾病相混淆，所以是否得了流感需要实验室检测来确诊。检测方法包括核酸检测、病毒分离培养、抗原检测和血清学检测。

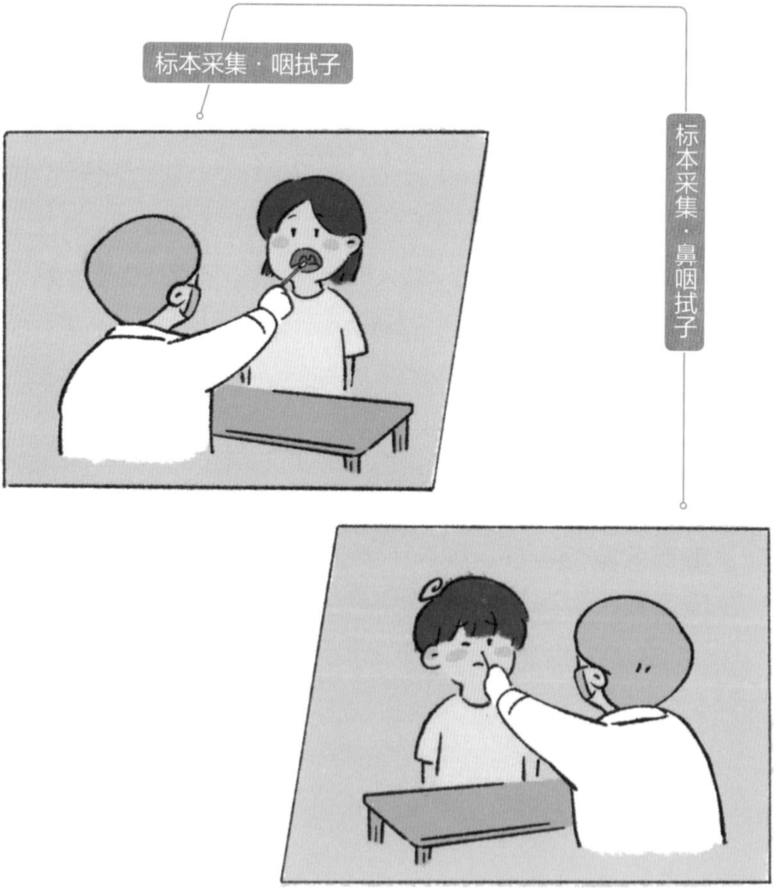

标本采集 · 咽拭子

标本采集 · 鼻咽拭子

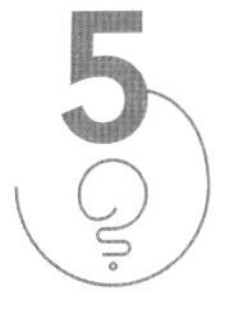

流感要怎么治疗

对临床诊断病例和确诊病例应尽早治疗。

轻症患者可以居家治疗，保持房间通风。密切观察病情变化，尤其是5岁以下儿童、老年人、慢性病患者等高危人群。应用抗病毒药物进行治疗，尤其是流感病毒感染的高危人群，容易引发重症流感，要尽早进行抗病毒治疗。

重症或有重症流感高危因素的患者，要第一时间给予抗流感病毒治疗，不必等待病毒检测结果。发病48小时内就及时进行抗病毒治疗，可减少并发症，降低病死率，缩短住院时间；发病时间超过48小时的重症患者依然可从抗病毒治疗中获益。

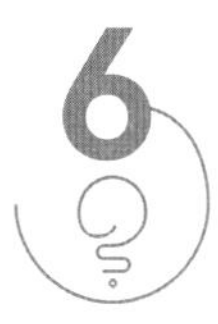

如何预防流感

接种流感疫苗是目前预防流感最有效的手段。

个人在日常生活中要注意：

+ 保持室内通风。
+ 养成良好的个人卫生习惯，比如，科学佩戴口罩，勤洗手，不用手触碰眼、口、鼻。
+ 在流感流行季节，尽量避免去人群聚集的场所，从户外返家后，应及时洗手，避免将病毒带入家中。

当家庭成员中有流感患者时，尽量避免与其近距离接触；患者打喷嚏或咳嗽时应用手帕或纸巾掩住口鼻，防止飞沫传染；在流感高发期，到医院就诊时，应佩戴口罩。

Q2 您能区分水痘和带状疱疹吗?

北京疾控提醒您

水痘和带状疱疹是同一病毒引起的两种疾病。积极接种相关疫苗，可有效预防疾病。

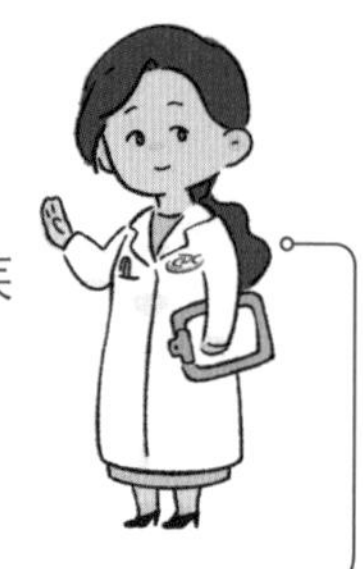

1 什么是水痘

水痘以发热、皮肤和黏膜出疹为主要症状，皮疹呈向心性分布，多见于躯干。水痘传染性强，人群普遍易感，婴幼儿、学龄前和学龄期儿童多见。患者是水痘唯一的传染源，易感者接触水痘患者或带状疱疹患者后均会发生水痘。

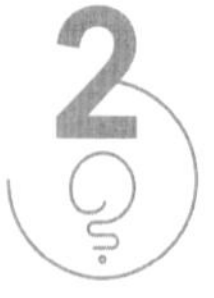

2 什么是带状疱疹

带状疱疹主要发生在中老年人群中，表现为身体单侧局部皮疹，还会伴随急性神经痛，疼痛随年龄增长会越发严重，直接影响正常生活。

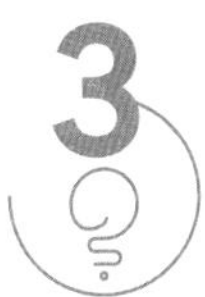

3 水痘和带状疱疹的关系

水痘和带状疱疹是同一病毒引起的两种疾病，这个病毒就是水痘－带状疱疹病毒（VZV）。

VZV 初次进入人体后，很多人会因感染病毒而得水痘，其实还有一部分人也会感染病毒，但不表现出任何症状。

通过对国内外的人群进行血清抗体调查，发现 50 岁及以上的人几乎都感染过 VZV。进入人体的 VZV 并不会被免疫系统完全清除，而是部分在人体感觉神经节或颅神经节潜伏并“等待时机”，一旦人体免疫功能降低时，潜伏的病毒会再次被激活，从而引起带状疱疹。

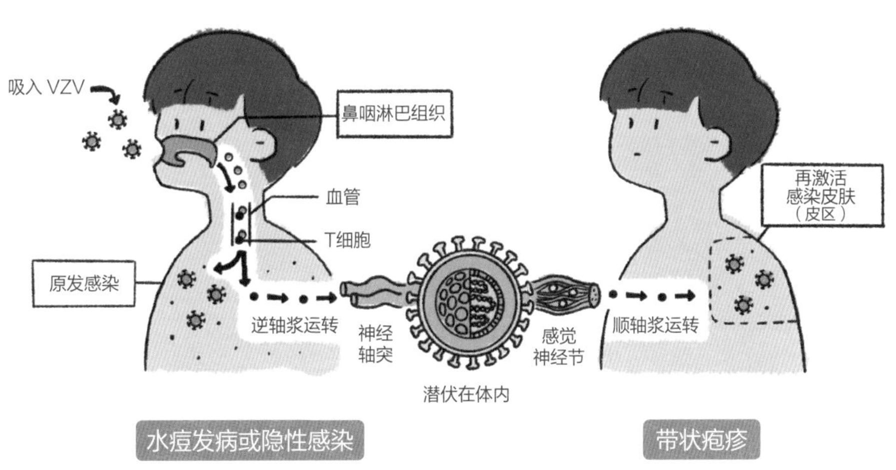

水痘和带状疱疹的关系还表现为 VZV 可以通过带状疱疹患者传染给儿童。家里老人得了带状疱疹之后，病毒会从破溃的皮疹里释放出来，进入周围环境，这时候身边的小孩如未接种过水痘疫苗或未得过水痘，很容易感染病毒并发生水痘。

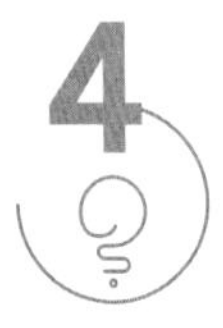

4 最有效的预防方法：接种疫苗

及时接种水痘疫苗是预防水痘最有效的方法。北京市已于 2012 年正式发布了《北京市水痘疫苗使用技术指南（试行）》，该指南建议适龄儿童按程序接种 2 剂水痘疫苗（满 18 月龄接种第 1 剂，满 4 岁接种第 2 剂）。

接种疫苗也是预防带状疱疹的有效途径。目前带状疱疹疫苗已在我国上市使用，中老年人可以按疫苗说明书规定的年龄与免疫程序完成接种。

Q3 诺如病毒易传播，我们如何保护家人？

北京疾控提醒您

诺如病毒是一种传染性很强的病原体，它可以通过多种方式进行传播，人们感染后易导致急性胃肠炎。我们要重视诺如病毒，做到科学防护。

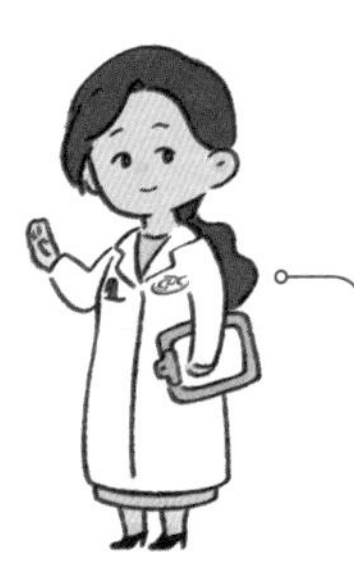

诺如病毒具有很强的传染性和快速的传播能力，各年龄段人群普遍易感，且感染后免疫保护时间较短。诺如病毒是引起急性胃肠炎最主要的病原体，全年均可感染，常在学校、医院、养老院、公司和企业等人员密集的场所引起传播。

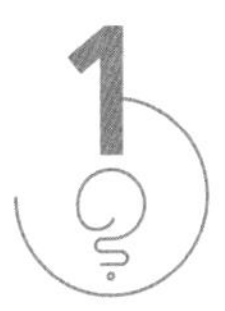

1 诺如病毒的传播方式

诺如病毒主要通过粪口途径传播，具体传播方式多样：摄入污染的食物、水；接触病人及病人的排泄物或呕吐物；接触被污染的物体表面；接触呕吐产生的气溶胶，均可造成诺如病毒传播。

牡蛎等双壳贝类可以富集海水中的诺如病毒，是高风险食物。食源性传播疫情多数由厨工感染诺如病毒污染食物所致。

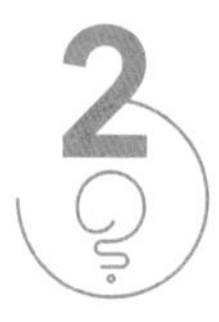

感染诺如病毒的症状

人感染诺如病毒后可导致急性胃肠炎，一般在感染病毒后12～48小时出现症状，最常见的症状是腹泻和呕吐，其次为恶心、腹痛、头痛、发热等。儿童以呕吐为主，成人以腹泻为主。诺如病毒急性胃肠炎为自限性疾病，病情轻微，通常持续2～3天，预后良好，但不排除个别老人、孩子症状严重，持续时间更长。

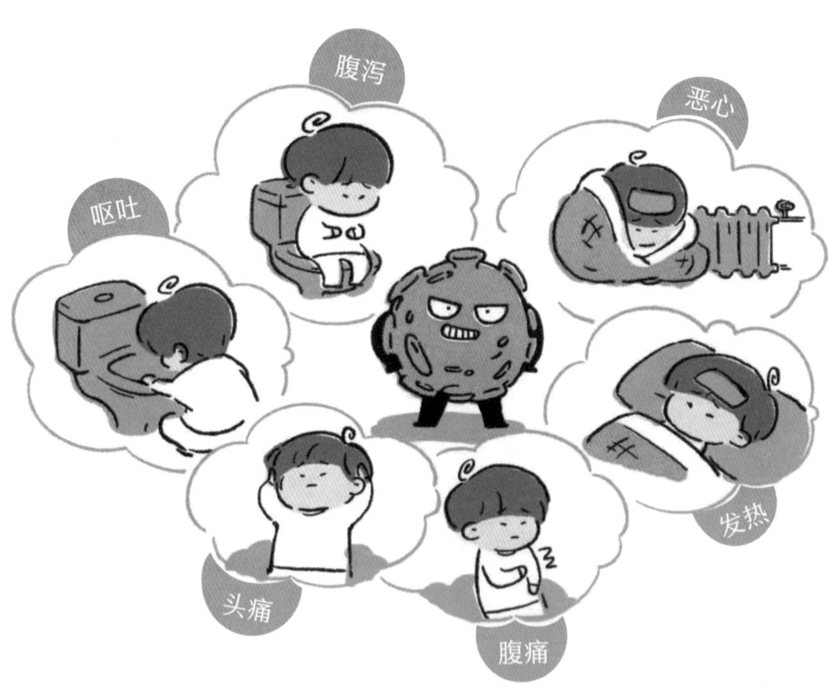

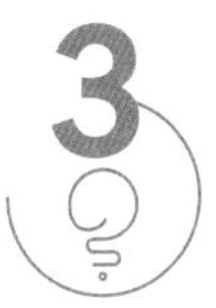

预防诺如病毒

诺如病毒极易在人群密集的地方传播，同时容易在家庭成员中引起感染。学校及托幼机构中人员接触频繁，更容易出现诺如病毒急性胃肠炎聚集性疫情。

在学校和家庭中，对诺如病毒的预防应注意以下几点：

● 帮孩子养成良好的饮食卫生习惯

不喝生水，饮用煮沸的开水或选择卫生合格的桶装水；生吃瓜果要洗干净；牡蛎等贝类海产品必须高温加热，熟透后再吃。

● 时刻保持良好的手卫生习惯

保持良好的手卫生习惯是预防诺如病毒感染和传播的有效措施，饭前、便后、加工食物之前要用肥皂和流动的水洗手，消毒湿巾和免洗手消毒剂不能代替洗手。

● 如发现感染者，应尽快隔离

诺如病毒急性胃肠炎患者或隐性感染者应根据病情采取居家或入院隔离措施。患者隔离至症状完全消失后 72 小时，隐性感染者检测阳性后隔离 72 小时即可。

需要注意的是，食品从业人员、护工、幼儿园保育员等从事服务类工作的患者或隐性感染者，隔离措施与一般患者或隐性感染者相同，但需连续 2 次（间隔 24 小时）便检阴性后才能恢复工作。

● 不要与患者密切接触

家中如果出现诺如病毒急性胃肠炎患者，应为患者提供单独的餐具及生活用品，尽量做好隔离。患者不要与家人密切接触，尤其注意不要带病制作食物，不要照顾老人和婴幼儿。学校中如果有同学呕吐时，一定要在老师的指导下离开现场，减少诺如病毒传染的风险。

● 做好晨午检及病假登记

中小学校、托幼机构、培训机构等是诺如病毒急性胃肠炎疫情的高发场所，需要做好职工、食堂工作人员、学生及学生家长的健康监测，家长应配合学校做好晨午检、因病缺勤登记等工作。

● 对病毒污染的环境和场所进行消毒

对诺如病毒污染的环境和场所需要使用含氯制剂进行消毒，酒精为主要成分的消毒剂对诺如病毒的消毒效果不佳，食品用具可通过煮沸 30 分钟进行消毒。

在清理受到呕吐物污染的物品时，要戴好塑胶手套和口罩，清除过程中避免直接接触污染物。被污染的食物应丢弃，纺织品（包括衣服、毛巾、桌布和餐巾等）沾染呕吐物或粪便时，应迅速消毒后再进行处理。

● 根据病情及时就诊

目前治疗诺如病毒急性胃肠炎没有特效药物，也没有疫苗，感染后不需服用抗生素，以对症或支持治疗为主。患者需及时补水，预防脱水，可口服补液盐进行补液，如果呕吐、腹泻症状严重，应立即前往医院就诊。

Q4 如何警惕夏秋季高发的手足口病和疱疹性咽峡炎？

北京疾控提醒您

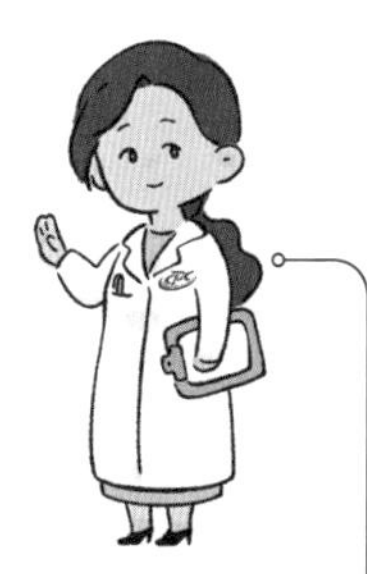

手足口病和疱疹性咽峡炎是由肠道病毒引起的常见传染病，两者都具有较强的传染性，且易在学生中传播，老师和家长要注意积极防护！

1 什么是手足口病

手足口病是由多种肠道病毒引起的急性传染病，主要以柯萨奇病毒 A 组 6 型（CV－A6）、柯萨奇病毒 A 组 16 型（CV－A16）和肠道病毒 A 组 71 型（EV－A71）为主，多发病于 5 岁及以下儿童，全年均可发病，一般夏秋季为发病高峰期。多数患者只需对症治疗，极少数患者病情危重。

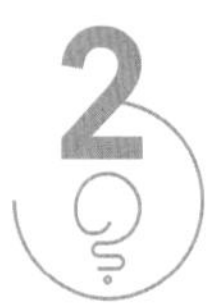

手足口病有哪些表现

一般多数患者症状较轻，一周左右便可自愈。手足口病可能会出现如下症状：

+ **发热：** 大部分患者最高体温不超过 38.3℃。
+ **口腔黏膜疹：** 舌头及口腔黏膜出现小米大小的疹子或水疱，周围有红晕。

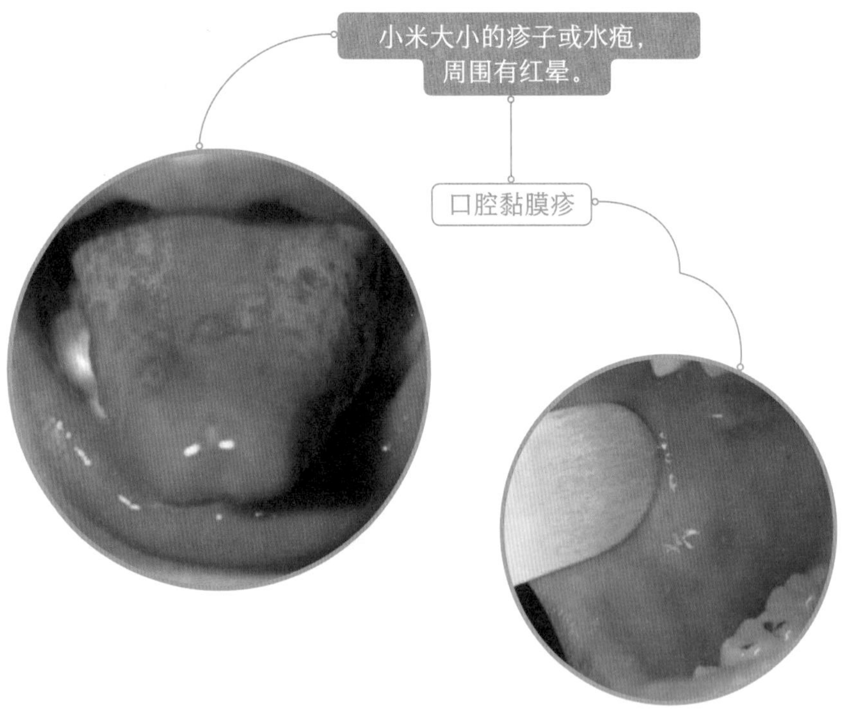

+ **手足疹：** 手、足等部位出现凸起的斑丘疹或疱疹，**不痒**。斑丘疹在 5 天左右由红变暗，然后消退；疱疹呈**圆形**或**椭圆形**，有扁平凸起，如黄豆，大小不等，内有**浑浊液体**，一般不痛、不痒，愈后不留痕迹。

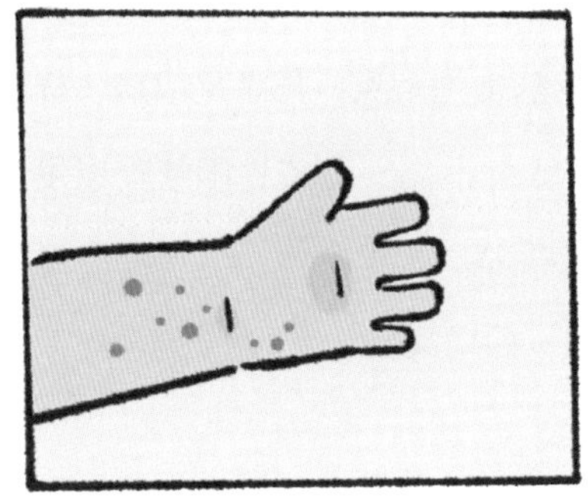

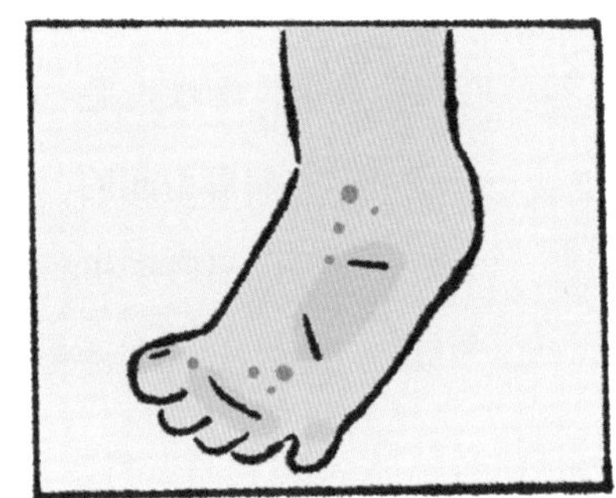

+ **大水疱疹**：部分 CV－A6 感染的手足口病患者可表现为大水疱疹样，伴疼痛和痒感，且**不限于**手、足、口部位，还可出现在身体的**躯干**、**臀**及**小腿**等处。

+ **脱甲**：部分 CV－A6 感染的手足口病患者在病后 2～4 周有脱甲的症状，新甲于 1～2 个月后长出。

+ **中枢神经系统损害**：只有少数手足口病患者会出现中枢神经系统损害。出现中枢神经系统损害的患者病情凶险，若不及时治疗，很可能预后不良。手足口病中枢神经系统损害的**高危因素**包括**宝宝年龄小于 3 岁**、**病程 3 天以内**、**肠道病毒 EV－A71 感染**。

如果父母发现患手足口病的宝宝出现了精神差、嗜睡、吸吮无力、易惊、头痛、呕吐、烦躁、肢体抖动、肌无力、颈强直等表现，就需要立即带宝宝去看儿科急诊了，因为这些症状预示着宝宝有可能转为重症。

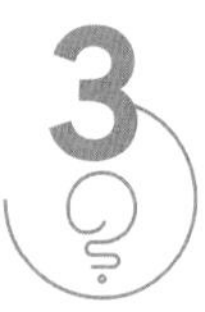

手足口病的好兄弟——疱疹性咽峡炎

疱疹性咽峡炎是一种常见的病毒性咽炎，与手足口病一样，也是由肠道病毒引起的，但症状有所不同。疱疹性咽峡炎以发热、咽痛、咽峡部疱疹和溃疡为主要症状。也有部分手足口病患者发病早期表现为疱疹性咽峡炎的症状，后期又出现其他部位皮疹。

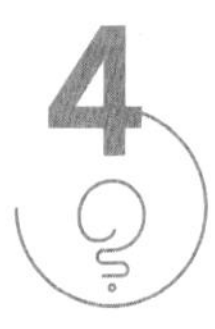

如何预防

因为手足口病和疱疹性咽峡炎的病原、传播方式基本相同，所以预防措施也是相同的。

手足口病和疱疹性咽峡炎可防、可治、不可怕。

+ 由于它们主要通过接触传播，需要格外注意手部卫生。家长要经常指导孩子勤洗手，勿食生冷食物，多饮温水。
+ 孩子碰的玩具、餐具，要注意及时清洁、消毒。
+ 保持家庭环境清洁卫生，常通风，勤晒衣被。

成年人感染肠道病毒时，大多数无症状或症状不明显，但具有传染性。因此照顾孩子的家庭成员需养成良好的卫生习惯，做好手部卫生，如果出现手足口病的相关症状，应尽量不接触孩子，避免将病毒传染给孩子。

Q5 艾滋病的传播、检测和补救，您知道多少？

北京疾控提醒您

艾滋病是一种由人类免疫缺陷病毒（艾滋病病毒，HIV）侵入人体后，破坏人体免疫功能，后期可导致多种机会性感染和恶性肿瘤的严重传染病。艾滋病危害大、病死率高，目前既不可治愈，也没有疫苗预防。

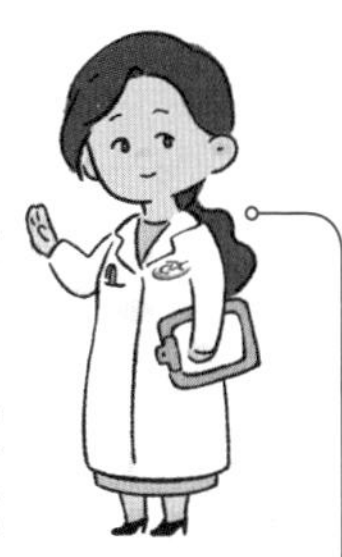

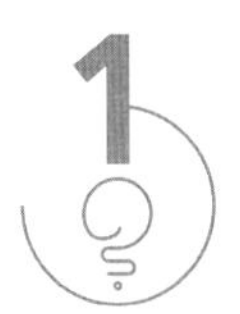

1 艾滋病如何传播

我们都知道，艾滋病病毒通过性接触、血液和母婴三种途径传播。

性传播是目前我们国家最主要的传播途径。与不知道艾滋病感染状况的人发生无保护的性行为，是有感染风险的。特别是男性同性之间发生的无保护的性行为，感染艾滋病的风险会更高。坚持正确使用安全套，可有效预防艾滋病经性途径的传播。

血液传播最主要的风险是与他人共用注射器吸毒，吸食毒品虽然不会通过血液途径感染病毒，但会因为严重丧失判断力，更容易发生不安全的性行为，进而增加感染艾滋病的风险。

在我国，因为有《献血法》及医疗卫生部门各种针对性预防和控制措施的保障，在正规医疗机构输血、做手术、做有创诊疗等都是非常安全的。在不正规的、没有规范消毒措施的场所文身、穿耳洞、拔牙等，或者和别人共用剃须刀、牙刷等，这些情况存在经血液感染艾滋病的风险。

感染 HIV 的孕妇如果不接受规范的母婴阻断，就有可能将病毒传播给孩子。

虽然艾滋病有一定的传染性，但跟艾滋病患者的日常接触，比如一起工作、学习、游泳、进餐，拥抱，共用马桶及蚊虫叮咬都不会感染艾滋病。

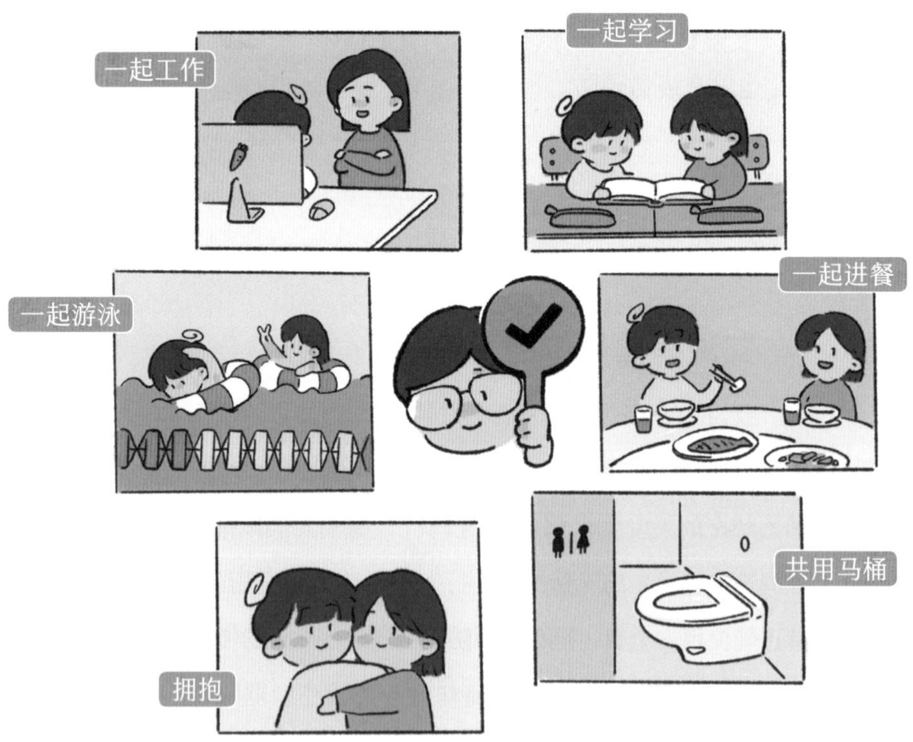

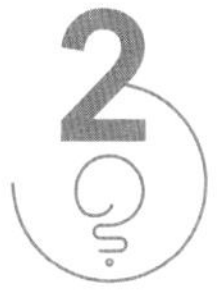

发生高危行为后怎么检测

发生高危行为之后，即使感染了 HIV 也不会立刻检出，需要过了窗口期后再去检测。

窗口期是指从 HIV 侵入人体到血清抗体、抗原或核酸等感染标志物能被检测出之前的时期。不同检测方法的窗口期不同，现有的诊断技术检测 HIV 抗体、抗原和核酸的窗口期分别为感染后的 3 周、2 周和 1 周左右，另外个体差异也会影响窗口期。考虑目前各医疗机构最常用的检测方法，建议在发生高危行为至少 2 周以后再去检测。

在窗口期这段时间，能做的就是放平心态，这段时间请不要再跟其他人发生无保护的性行为，避免将病毒传染给他人。因为在窗口期内虽然感染标志物不能被检测到，但病毒已经侵入人体并开始在人体内复制，窗口期内已有传染性。

那么，在北京哪里能做快速、准确、靠谱的艾滋病检测呢？您可以有很多种选择：各区疾控中心都设有艾滋病自愿咨询检测（VCT）门诊，提供免费的艾滋病检测，还会提供专业的检测前后咨询服务；二级以上医院、妇幼保健院及大部分社区卫生服务中心也可以提供艾滋病检测；专业医疗机构提供的一般是血液检测，准确度高，出结果快。

目前北京市还有一些参与艾滋病防治的社会组织，这些组织也可以提供艾滋病检测，通常提供的是无创的快速检测，例如尿液检测、口腔黏膜渗出液检测。

如果还是觉得不方便或者不想面对面检测，您还有一些途径可以选择，如通过社会组织、自助服务机或者网上预约获得检测服务包，按照说明书的指导，自己完成样本采集，然后寄到专业的实验室去检测，3～5 天之后就可以在网上匿名查询结果。另外，也可以购买正规的自检试剂，自己在家完成检测。

需要注意的是，自我检测属于初筛检测，自检结果为阳性并不能确定感染了艾滋病，需要尽快到专业机构进一步完成检测。

还有一个提醒，艾滋病感染者的隐私受法律保护，无论在哪里检测，病人信息都是保密的。如需检测，请不要有顾虑，早检测、早诊断、早治疗，才能获得最好的治疗效果。

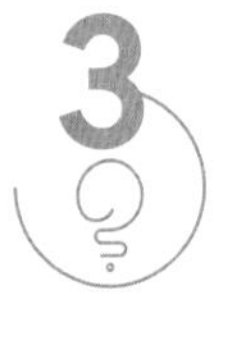

3 发生高危行为后还能补救吗

可以补救，但补救是有条件的！

艾滋病暴露后预防以往主要应用于警察、医护人员等特殊职业人员，预防效果非常好。现在，这项服务也被应用到了其他人群中。

如果发生了高危的性行为、遭受了性侵害或者有其他感染风险的行为，不要过分慌张，应尽早进行暴露后预防来降低艾滋病感染的风险。一旦发生了高危行为，越早进行暴露后预防，效果就越好。

如果真的需要进行暴露后预防服药，最好在 24 小时以内完成（越早越好），最迟也不能超过 72 小时！

艾滋病暴露后预防药物是处方药，服用前不仅需要进行专业的风险评估，而且需要在医生的指导下使用。如果有需要，请到艾滋病定点医疗机构获取。目前首都医科大学附属北京佑安医院、首都医科大学附属北京地坛医院都可以提供艾滋病暴露后预防服务。

Q6 病死率极高的狂犬病如何预防？

北京疾控提醒您

狂犬病是由狂犬病病毒引起的一种动物源性传染病。人感染狂犬病病毒，一旦发病，病死率近乎 100%。但狂犬病是一种可以预防的疾病，暴露后通过及时、科学和彻底的暴露后预防处置能够避免狂犬病的发生。

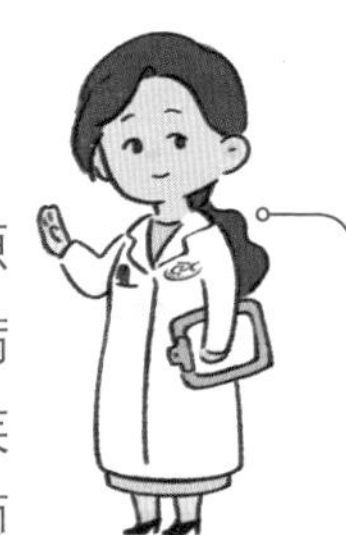

狂犬病病毒通过人被患狂犬病的动物咬、抓伤，或者黏膜、破损皮肤接触了患狂犬病的动物的唾液、组织等引起发病。

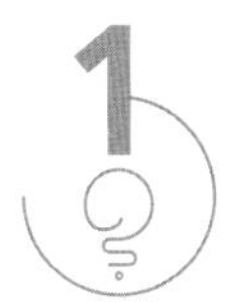

1 患狂犬病的症状主要有哪些

狂犬病的潜伏期多数在 1 年以内，一般为 1 ~ 3 个月。

狂犬病突出的临床表现多为高度兴奋、恐水、恐风、发作性咽肌痉挛、排尿排便困难及多汗流涎等。恐水、恐风是狂犬病的特殊症状。患者见水、闻流水声、饮水时，均可引起严重的咽喉肌痉挛。虽渴极而不敢饮水，即使饮后也无法下咽，因此狂犬病又被叫作“恐水病”。

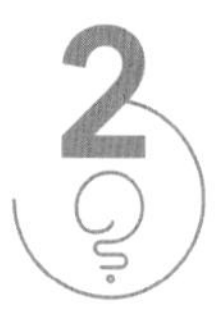

哪些动物会传播狂犬病

在狂犬病流行地区，99% 以上的人类狂犬病病例是由犬传播狂犬病病毒造成的，极少数是由猫、野生动物（如狐狸、狼、蝙蝠等）传播的。禽类、鱼类、昆虫类，以及爬行类的蜥蜴、龟和蛇等不会感染也不会传播狂犬病病毒。

被狂犬、疑似狂犬或者不能确定是否患有狂犬病的宿主动物致伤或者黏膜、破损皮肤被舔舐或直接接触蝙蝠等，均应立即进行狂犬病暴露后预防处置。

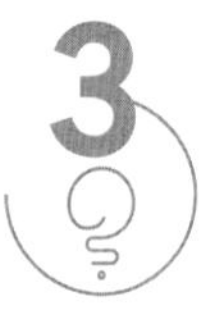

狂犬病如何预防

一旦被犬咬伤或抓伤，应尽快用肥皂水和流动的清水交替冲洗伤口，并尽快到北京市卫生健康委员会指定的狂犬病预防处置门诊进行规范的伤口处置和疫苗全程接种，必要时，还须注射狂犬病被动免疫制剂。

北京市指定的狂犬病预防处置门诊有 100 余家，门诊的名单、地址和电话可以通过登录北京市卫生健康委员会官方网站、北京市疾病预防控制中心的官方网站或微信公众号查询。

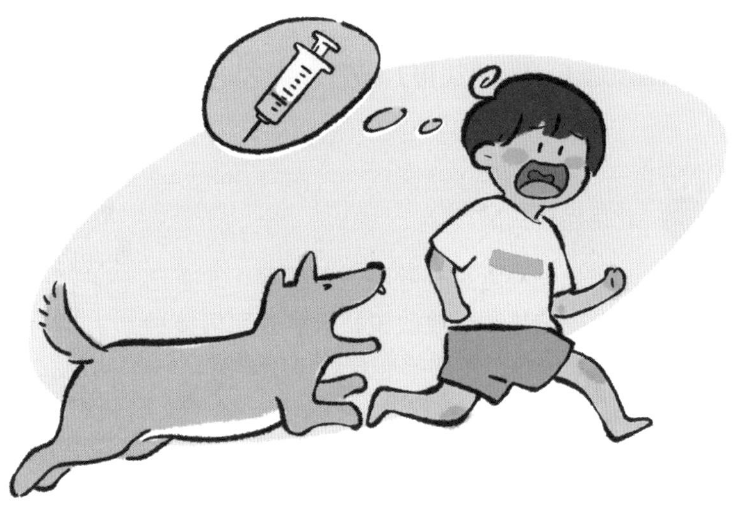

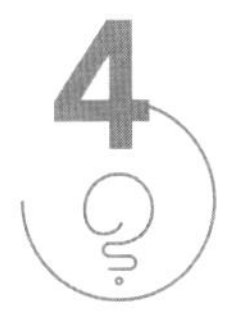

4

特别注意

阻断犬间的狂犬病传播，可减少人类和其他哺乳动物狂犬病的发生。因此要加强犬只管理，开展犬只免疫。

每年定期给爱犬接种正规且合格的兽用狂犬病疫苗；文明养犬，给爱犬佩戴好牵引绳，避免犬伤人事件的发生，也避免家犬被病犬伤害；增加责任养犬的认知，不要随意遗弃犬，避免遗弃犬、流浪犬成为传播狂犬病的源头。

Q7 预防麻疹知多少？

北京疾控提醒您

麻疹是一种常见的呼吸道传染病。北京已出台多种疫苗接种优惠政策，大家要积极接种疫苗，出现发热、皮疹等症状应尽快就医。

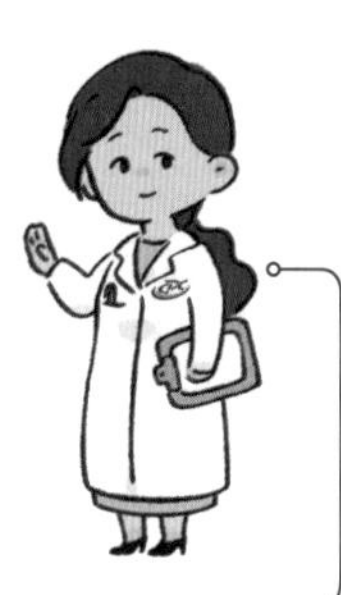

1 麻疹是什么

麻疹是由麻疹病毒引起的急性、出疹性呼吸道传染病，四季均可发病，冬春季多见。所有没有免疫力的人群都是麻疹易感人群，病后大多可获得终身免疫。

2 麻疹是如何传染的

麻疹的传染性极强，麻疹患者是唯一的传染源。

出疹前后 5 天 均有传染性。

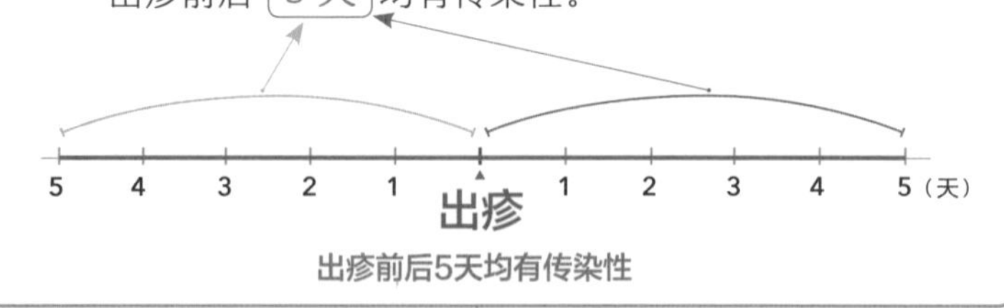

麻疹主要通过患者打喷嚏、咳嗽和说话等方式传播。

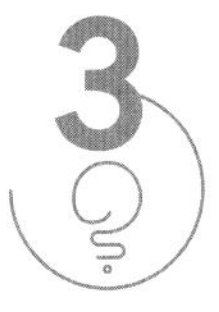

3 如何预防麻疹

+ **按时接种疫苗**。及时接种疫苗是保护儿童健康的关键。北京市为 6 岁及以下儿童免费接种三剂次含麻疹成分疫苗，因此家长务必按照预约时间带孩子接种含麻疹成分疫苗。目前含麻疹成分疫苗的接种程序是孩子满 8 月龄、1.5 岁、6 岁分别接种一剂。北京市每年为外来务工人员及大一进京新生免费提供含麻疹成分疫苗的接种，其他想要接种含麻疹成分疫苗的人员也可前往预防接种门诊自费接种。

+ **出现症状及时就医**。如果发现自己或家人出现发热、咳嗽等症状，且在耳后、颈部、躯干、四肢等部位出现红色皮疹时，要尽快到医院诊治。当确诊为麻疹时，患者应根据医嘱住院或居家隔离治疗和休息，防止将病毒传染给自己的家人或同事。

+ **就医戴口罩**。麻疹是呼吸道传染病，传染性很强，因此在人员拥挤、空气不流通的环境中，如公交车、地铁中更容易传播。所以建议到医院就诊的各类患者，特别是儿童，进入诊疗场所时应该佩戴口罩。

+ **查漏补种很重要**。有的孩子因为各种原因没有及时接种疫苗，应尽快到接种门诊补种疫苗，特别是在入托、入学或转学查验接种证发现漏种时，应及时补种。

+ **出国时要注意防护**。前往麻疹流行区出差、旅游，要注意个人防护，未患过麻疹而且没有接种过含麻疹成分疫苗的人存在被感染的风险，可以在出国前一个月接种含麻疹成分疫苗。

Q8 肺结核是传染病吗？如何预防？

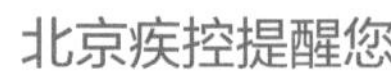

北京疾控提醒您

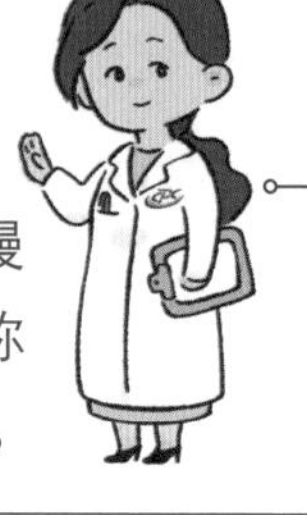

结核病俗称痨病，是结核菌侵入人体引起的一种慢性传染病，可在身体各个器官发病，但多发于肺部，称为肺结核，肺结核占各器官结核病总数的 80%～90%。

1 结核病的疫情现状如何

总体来说，全球结核病发病呈缓慢下降趋势。

世界卫生组织发布的《2023 年全球结核病报告》中估算，全球 2022 年新发生结核病的患者约 1060 万人。

中国是全球第三大结核病高负担国家，2022 年新发生结核病的患者估计有 74.8 万人，仅次于印度和印度尼西亚。

结核病包括肺结核和肺外结核，其中，肺结核占 80% 以上。肺外结核一般不具有传染性。我们常说的具有传染性的结核病指的是肺结核。

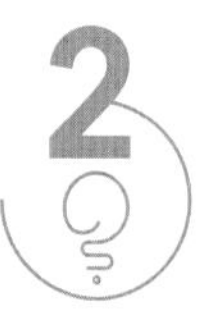

2 肺结核究竟属于哪类传染病

根据《中华人民共和国传染病防治法》，传染病分为甲类、乙类和丙类。

甲类传染病也称为强制管理传染病，包括鼠疫和霍乱。

乙类传染病也称为严格管理传染病，包括新型冠状病毒肺炎、肺结核、艾滋病、病毒性肝炎、猴痘等在内的28种传染病。对此类传染病要严格按照有关规定和防控方案进行预防和控制。

丙类传染病也称为监测管理传染病，包括流行性感冒、流行性腮腺炎、手足口病等在内的11种传染病。

肺结核属于乙类传染病。

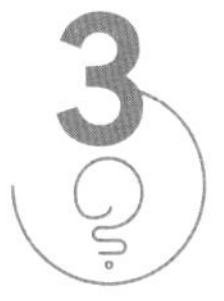

3 肺结核有哪些危害

结核病的病原体是结核分枝杆菌，简称结核菌。肺结核是一种呼吸道传染病，对个体和公众都有很大的危害。

首先，对个体健康危害严重。肺结核患者如果发现不及时或治疗不彻底，肺部的结核病变不会自愈，而且会反复恶化和播散，导致病程迁延，形成空洞及纤维化，对肺组织和肺功能造成严重损害。

其次，呼吸道传播方式对公众健康造成严重威胁。

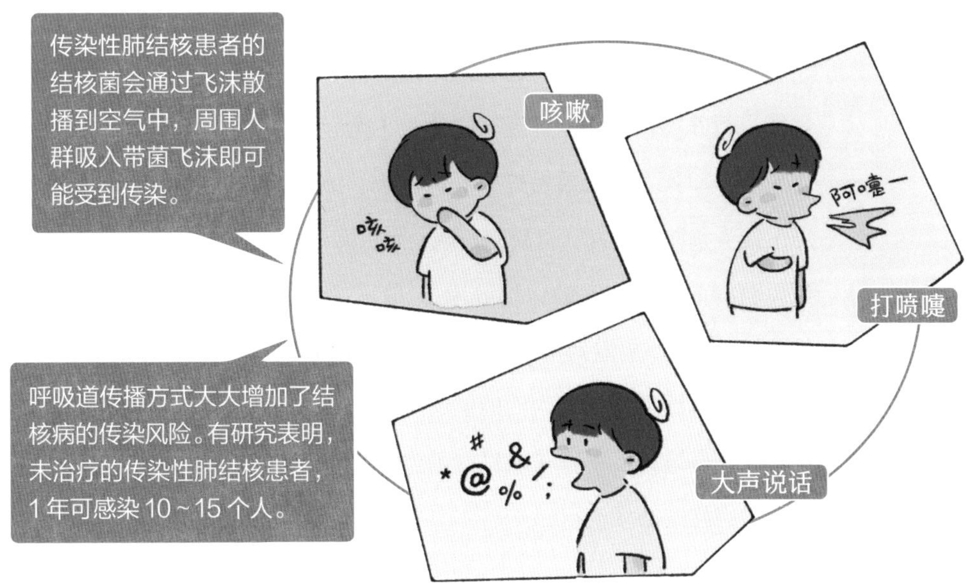

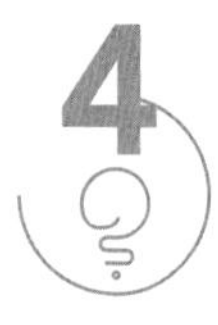

在日常生活中如何预防

筑牢第一道防线——预防感染结核菌

- 及早发现周围的肺结核患者并协助其治愈，采取自我防护措施，尽量减少在通风不良的人群密集场所活动，远离结核传染风险。
- 规律生活、平衡心理、合理膳食，提高机体免疫力。
- 养成良好的卫生习惯，注意开窗通风，不随地吐痰，咳嗽、打喷嚏时掩口鼻，避开他人，减少结核病传播风险。
- 婴幼儿按要求接种卡介苗，提高机体特异性免疫力。

如果第一道防线已经被突破，感染了结核菌，也别担心。有资料显示，受到结核菌感染的个体在一生中约有 10% 的机会发生活动性结核病。

筑牢第二道防线——预防结核病的发生

首先，要努力去除引起机体免疫力低下的危险因素，如生活不规律、营养不良等，保证规律生活、平衡心理、合理膳食，提高机体免疫力。其次，如果经检查确认感染了结核菌，可以在医生的指导下接受预防性治疗。有研究表明，潜伏感染人群接受预防性治疗，可以获得 60%～90% 的保护效果。 最后，做好自我监测，一旦发生肺结核病时，要做到早发现、早诊断、早治疗，减少对健康的损害。

结核病严重影响着人们的健康和生活。我们要高度重视，在生活中提高身体免疫力，养成良好卫生习惯，积极预防感染。你我共同努力，终结结核流行。

Q9 如何保护心血管健康？

北京疾控提醒您

心血管疾病是全球头号致死“杀手”，我们要从饮食、锻炼及生活习惯着手，多关注自己的血压、血糖、血脂水平，保护心血管健康。

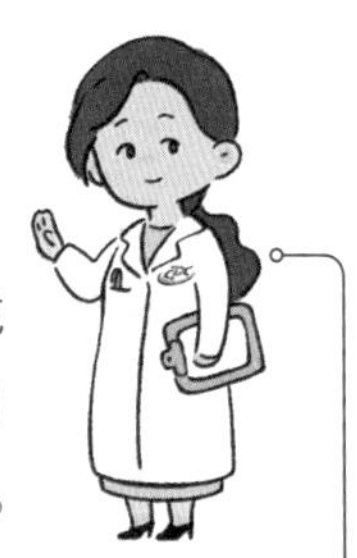

1 什么是心血管疾病

心血管疾病是心脏和血管疾患的总称，包括高血压、冠心病、脑血管疾病、周围血管疾病、风湿性心脏病、先天性心脏病、心力衰竭及心肌病。

对于心血管疾病，我们要破除的一个惯性思维就是：这是老年人才会得的病，年轻人根本不用担心。

但事实上，被心血管疾病“攻击”的年轻人的数量也在增多，很多人因为没有明显症状而忽视了心血管健康。

对心血管健康的维护是保持身体健康的一项重要内容，而且应从生命早期就开始进行。例如，动脉粥样硬化被广泛认为从儿童时期就已经开始发展。有研究发现，在生命早期努力获得更高的心血管健康水平并加以保持十分重要，这对心血管疾病有更佳的预防效果。

心血管疾病不只是老年人才会得的病
被心血管疾病"攻击"的年轻人的数量也在增多

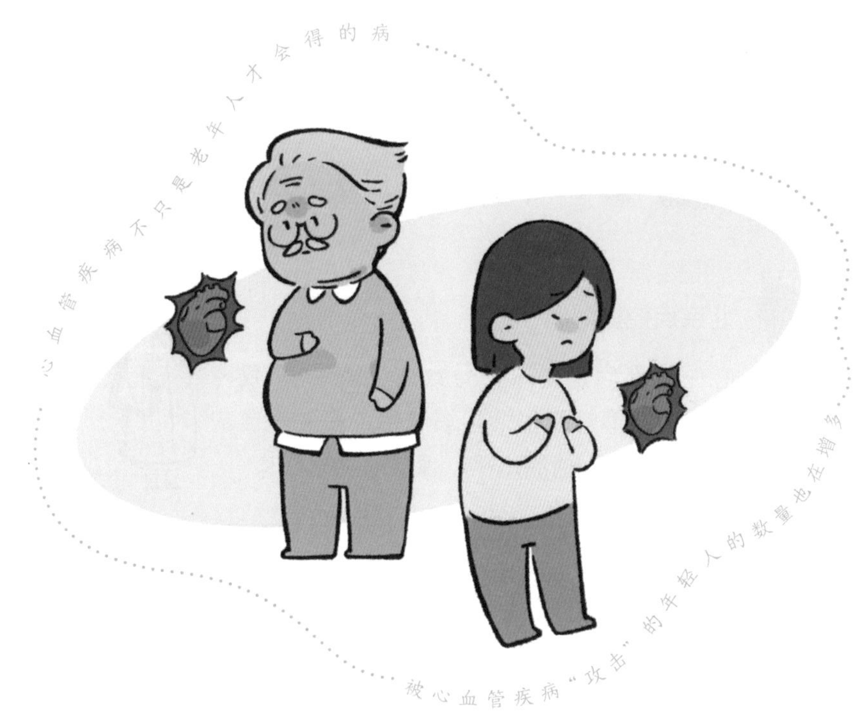

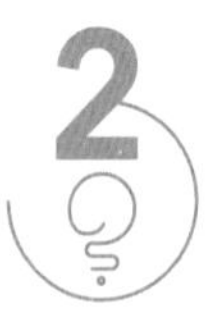

保护心血管健康的方法

平衡膳食

健康饮食是抗击心血管疾病的最佳武器之一，平衡的饮食对于健康的心脏和血管系统至关重要。日常饮食中要适当增加膳食纤维，减少钠盐的摄入量，严格控制脂肪的摄入量，不饮酒或限制饮酒。每人每天的食盐摄入量不应超过 5g，这有助于预防心脏病和脑卒中。

● 坚持锻炼，保持健康体重

积极进行体育锻炼，不仅有助于维护心血管健康，还能帮助保持健康体重，使人身心愉悦。每天至少进行 30 分钟的身体活动，将有助于预防心脏病和脑卒中的发生。在每周的大多数日子一天至少锻炼 60 分钟，将有助于保持健康体重。

均衡的饮食和积极的身体活动是控制体重的最佳方法。健康的体重不仅意味着外形的健美，还可以减轻心脏、肺、血管和骨骼的负担。

● 戒烟

吸烟者患心血管疾病的可能性较大。有 70% 的吸烟者患有不同程度的心脏疾病。对于吸烟者来说，戒烟是为健康做的最好的事情。另外，被动吸烟也会对心血管产生危害。如果一个人每周被动吸烟三次，每次持续 30 分钟以上，那么其患心脏病的可能性会比正常人高 30% 以上。而在人们停止使用烟草制品后，心脏病发作和中风的危险便会开始下降，并且在一年后可下降至一半。

● 时刻关注血压、血糖、血脂水平

高血压、高血糖和血脂异常都是心脏病及脑卒中发作的危险因素。

高血压是心脏病和中风的主要危险因素。维持血压水平在健康范围内，可以减轻心脏、血管和肾脏的压力。长期高血糖对心脏、肾脏、眼睛和神经都会产生损害。高胆固醇可能导致斑块形成，进而阻塞动脉并导致心脏病和中风，对胆固醇水平的良好控制有利于避免动脉发生堵塞。

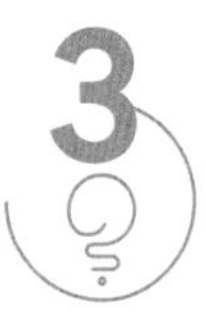

心血管也“怕冷”，冬季更要小心保护

为什么秋冬季节心血管疾病高发？这是因为心血管疾病的发生与气象条件和季节变化有密切的关系，其实我们的心血管也会“怕冷”。

在体温调节中枢的控制下，我们的体温基本是恒定的。当气温大约在25℃时，体内的毛细血管舒张平衡，我们会感觉非常舒适。当气温过高或过低时，心血管疾病的致死率逐渐升高。有研究发现，冬季平均气温每降低1℃，心肌梗死的发生率将增加2.2%。

因此，在冬季我们更要做好对心血管的保护，尤其需要注意以下几方面。

+ 外出时要做好保暖措施，必要时应适当减少室外活动。
+ 要选择适宜的时间和地点开展身体活动，可以选择室内活动，如果想外出活动，当温度相对升高时再进行。
+ 可适量吃一些能增强机体抵抗寒冷的富含蛋白质及高热量的食物，但仍然要按照膳食营养平衡的原则均衡饮食，保证新鲜蔬菜和水果的摄入，注意及时给身体补充水分。
+ 保持规律的生活习惯。慢性疾病患者应坚持遵医嘱服药，及时监测并控制好血压、血糖及血脂水平，如有不适应及时就医。

Q10 生活中怎样让高血压远离您？

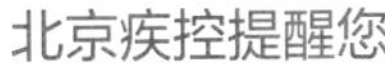

北京疾控提醒您

高血压是一种常见疾病，对心脏、脑、肾脏等重要器官都存在潜在威胁。对于高血压，我们必须提高警惕，及早预防、及早干预。

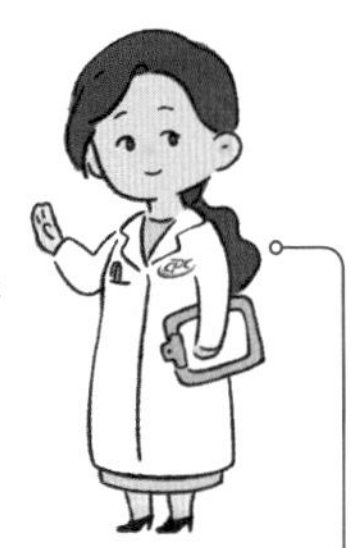

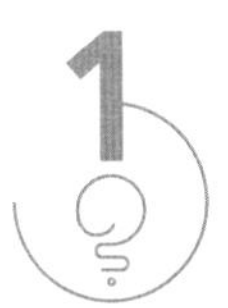

1 为什么血压高了很危险

高血压不仅是我们常见的一种疾病，也是心血管疾病的重要危险因素，具有损伤心脏、脑、肾脏等重要器官的潜在威胁。血压越高，心脏、脑、肾脏等器官的血管受到损害的风险就越大，严重的话则会威胁到生命。

在全球，高血压所导致的死亡人数约占所有中风和心脏病导致的死亡人数的一半，每年由高血压并发症导致的死亡人数约为 940 万人。

视网膜：高血压可导致视网膜小动脉硬化，血压骤然升高可引起视网膜渗出和出血。

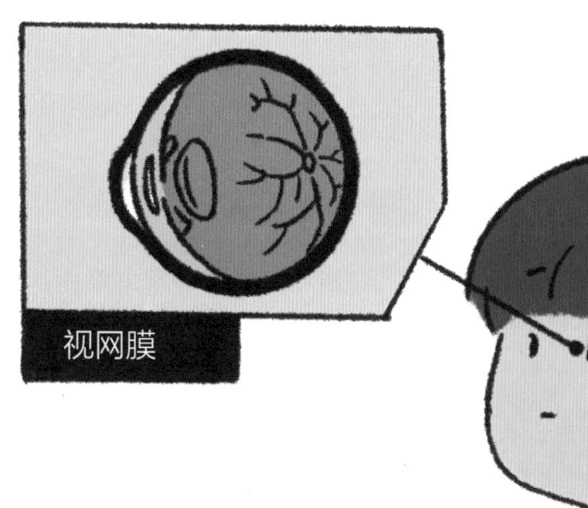

肾脏：慢性肾衰竭是长期高血压的严重后果之一。

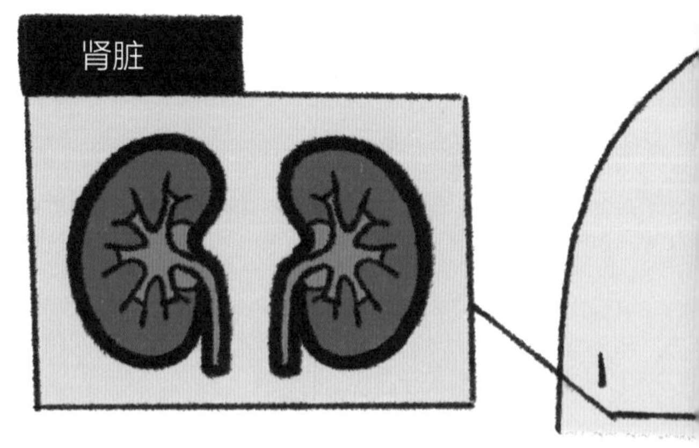

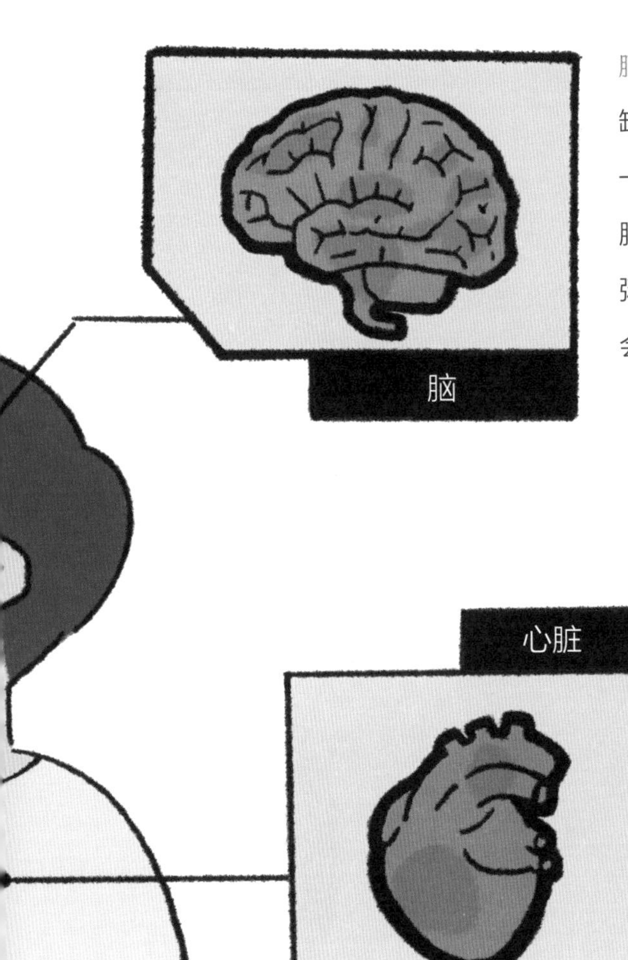

脑：长期高血压会使脑血管缺血与变性，形成微动脉瘤，一旦微动脉瘤破裂就会导致脑出血。高血压促使脑动脉粥样硬化，粥样斑块破裂就会并发脑血栓。

心脏：长期压力负荷过高，会导致左心室肥厚和扩张，从而引起高血压性心脏病。

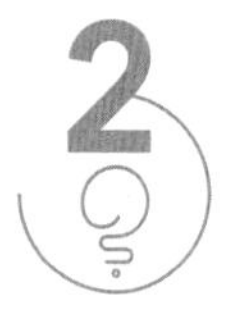

生活中哪些习惯易使人患高血压

高钠、低钾的饮食习惯

钠盐摄入量过高带来的一个健康危害就是血压升高。有研究显示，如果日常饮食中钠盐的摄入量每天增加 2g，则收缩压和舒张压会分别增高 2.0mmHg 和 1.2mmHg。

基于我们目前的生活习惯，钠盐的摄入量往往远高于推荐的每日 5g。钾常见于许多未经加工的食物，特别是水果和蔬菜，增加钾的摄入量可以降低成人的收缩压和舒张压。

超重和肥胖

体重过重，身体活动就需要更多的能量，心脏就需要为全身输送更多的血液。体重越重，心脏的输出量就越大，血压也就越高。

肥胖者患高血压的风险是体重正常人群的 2～4 倍，而且腹部肥胖的人群更容易患高血压。

身体活动不足

经常进行适量的身体活动可增加能量消耗，有益于身体健康。身体活动还有助于改善血压水平，而身体活动不足会严重影响心血管健康。

过量饮酒

不饮酒或限制饮酒量有助于降低血压。研究发现，如果酒精摄入量平均减少 67%，收缩压将下降 3.31mmHg，舒张压将下降 2.04mmHg。对少量饮酒的人而言，减少酒精摄入量也能改善心血管问题。

● 吸烟

吸烟严重损害心血管。吸烟会使心率加快，血压升高，还会降低高血压患者对降压药物的敏感性。

● 长期精神紧张

情绪心理也是影响高血压的一个重要因素。长期有焦虑、担忧、紧张、愤怒、恐慌或恐惧等消极情绪的人群，患高血压的风险是情绪平稳人群的 1.18 倍。

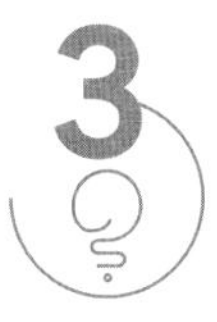

如何预防高血压

世界卫生组织建议，预防高血压可以从这几点入手：

减少钠盐的摄入量（每天少于5g）；多吃水果和蔬菜；经常锻炼；不吸烟；减少饮酒量；限制饱和脂肪酸含量高的食物的摄入量；不吃或少吃含有反式脂肪酸的食物。

其中，减盐对高血压的防控具有积极意义。世界卫生组织推荐成年人每天食盐摄入量低于 5g，这有助于降低血压及患心血管疾病和脑卒中的风险。

Q11 糖尿病的防与治，从何做起？

北京疾控提醒您

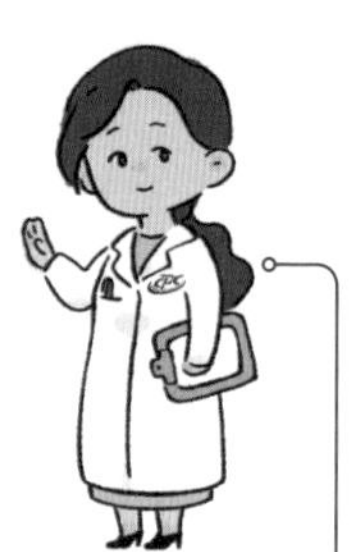

糖尿病是一种以高血糖为特征的代谢性疾病。选择健康的生活方式是预防糖尿病的关键所在。对于糖尿病患者来说，在患病早期获得治疗、保持血糖水平的正常和平稳十分重要。

自 2000 年至今，全世界的糖尿病患者数量已经翻了三倍，而在超过 4.6 亿的患者中，约有一半没有获得诊断。面对糖尿病对健康的威胁，非糖尿病患者重在“防”，糖尿病患者重在“治”。

1 选择健康的生活方式是预防糖尿病的关键所在

目前，需重点预防的是 2 型糖尿病，它占糖尿病病例的 90% 以上。2 型糖尿病多见于老年人，但随着生活方式的改变，它在年轻人甚至青少年中的发生概率也在增加。

许多因素会影响2型糖尿病的发生，比如年龄、家族史，但影响程度大且可以改变的因素是生活方式，包括饮食习惯和身体活动量。已经有大量的研究表明，通过规律的身体活动和健康的饮食习惯来优化生活方式，可以起到预防或延缓糖尿病发生和发展的作用。

● 形成规律运动，加强体育锻炼

进行规律的身体活动对预防糖尿病、控制血糖水平至关重要。最有效的运动方式是将有氧运动（如慢跑、游泳、骑自行车）和抗阻力训练（如举哑铃、做俯卧撑、做弹力带训练）相结合。

建议每周5天、每天30分钟身体活动。如果一天无法连续进行30分钟的身体活动，也可以将运动时间累计，但需要注意，每次的运动时间应达到10分钟以上。

● 保证健康饮食，优化膳食结构

应做到平衡膳食，食物种类多样化。减少饱和脂肪的摄入量，多选择鱼、禽和瘦肉食用，少吃加工肉制品。

保证摄入足够的新鲜蔬菜和水果，增加膳食纤维的摄入量。减少糖的摄入，不喝或少喝含糖饮料。限制饮用含酒精的饮品，必要时应避免饮酒。

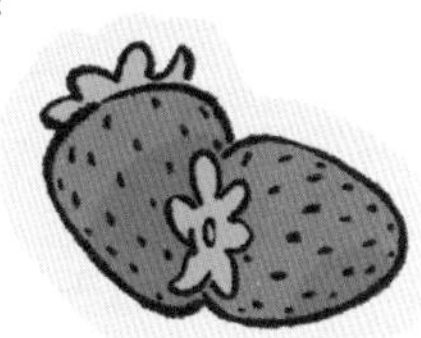

● 保持营养与运动平衡，维持健康体重

有规律的身体活动和健康的饮食双管齐下，可以帮助我们达到健康体重，并维持体重在健康的范围。

避免超重或肥胖也是预防 2 型糖尿病的重要方面。通过体育锻炼和饮食控制建立起能量平衡的长期调节机制，有助于防止超重和肥胖的发生，并降低 2 型糖尿病发生的风险。

● 避免使用烟草，不接触二手烟

使用烟草会大大增加患糖尿病和心血管疾病的风险。吸烟与糖尿病大血管病变、微血管病变、过早死亡的风险增高有关。吸烟者应戒烟，非吸烟者也要注意尽量不接触二手烟。

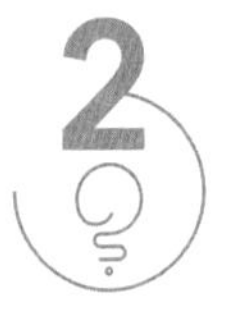

增强健康管理意识，早诊早治，维持血糖平稳

● 重视早诊早治

糖尿病尚不可治愈。对于糖尿病患者来说，在疾病早期获得治疗，并控制血糖水平正常且平稳十分重要。早期诊断和干预是糖尿病患者良好生活的新起点。

研究显示，如果在糖尿病患者患病早期就能够强化血糖控制，可以显著降低或延缓糖尿病并发症的发生和发展，并降低死亡风险。

● 规范规律治疗

规律的身体活动，合理平衡膳食，维持健康体重，戒烟限酒，这种健康的生活方式既可以预防糖尿病，也是每一位 2 型糖尿病患者进行疾病管理要重点关注的内容。

但是，当健康生活方式的干预不足以控制血糖时，糖尿病患者还需要依靠口服药物或注射胰岛素等治疗方式来控制血糖水平。

患者需要严格遵医嘱用药，严格控制血糖及其他基础疾病，如高血压、高血脂。此外，还应定期监测血糖，做好足部护理，定期进行视网膜及肾脏检查，及时发现和治疗并发症。

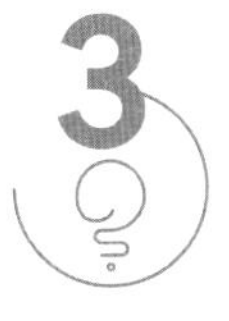

预防低血糖

糖尿病患者在治疗过程中也可能发生低血糖，同样需要注意。

低血糖的发生，大多与未按时进食，摄入酒精，运动量增加，或呕吐、腹泻、自主神经功能障碍、肝肾功能不全，或胰岛素及胰岛素促泌剂的使用，血糖控制目标过严等因素有关。除少数人没有明显症状外，大多数人会有心悸、焦虑、出汗、头晕、手抖、饥饿等不适，甚至出现神志改变、认知障碍、抽搐和昏迷等症状，危及生命。

因此，低血糖患者应随身携带糖块等碳水化合物类食品，一旦发生低血糖，立即食用。必要时要加强血糖监测、注重防范、及时就医。

Q12 时间就是生命，如何识别脑卒中早期征兆？

北京疾控提醒您

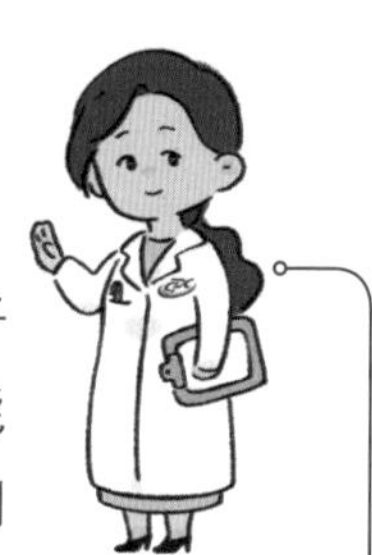

脑卒中是一种急性脑血管疾病，是由于脑部血管突然破裂或因血管阻塞导致血液不能流入大脑而引起脑组织损伤的一种疾病。我们要对脑卒中的症状提高警惕，尽早识别救治！

我们常用“时间就是生命”来勉励自己及时努力，莫要虚度光阴。其实，这句话在脑卒中（也就是俗称的“中风”）早期征兆的及时识别上也同样非常贴切。越早发现脑卒中的征兆，并获得医疗救治，就越能节省宝贵的时间，拯救生命。

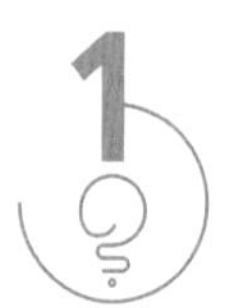

1 大脑很重要，但也很脆弱

脑是维持个人的独特性和能动性的最重要的器官之一。数以亿计且不可再生的脑细胞分工协作，完成脑的各种功能。血管承载富含氧气和营养物质的血液为脑细胞提供源源不断的“燃料”，维持脑的正常运作。

脑的能量来源主要依赖于糖的有氧代谢。正常成人的脑重量大约是 1500g，占总体重的 2%～3%，而脑组织的耗氧量要占全身耗氧量的 20%～30%。但是，由于几乎没有能量储备，脑也是一个十分脆弱的器官。脑组织对缺血、缺氧造成的损害十分敏感。全脑组织的血液供应完全中断 6 秒，人就会意识丧失，中断 5 分钟后最易受损的特定神经元就会出现不可逆的损伤。

当给脑供血的血管堵塞或者破裂时，血液供应中断，会导致脑细胞损伤或死亡，进而引发各种功能障碍。这就是我们常说的脑卒中，也称为脑血管意外。

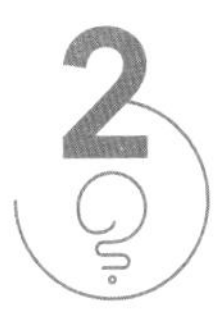

2 脑卒中危害大，生活中不少见

脑卒中带来的是短期危害还是长期危害，取决于受损害的部位和获得救治的时间。如今，脑卒中已成为全球致残的主要原因，也是死亡的第二大原因。

对于幸存的脑卒中患者，在今后的生活中仍然可能面临巨大的挑战，比如身体的残疾、行动和语言的障碍、思维和感觉的改变、失去工作和收入等。

脑卒中这么可怕，它离我们每个人有多远呢？事实上，脑卒中可能发生在任何人、任何时间、任何地点。在全球范围内，每 4 个 25 岁以上的成年人中，就有 1 个人在其一生中会发生脑卒中。

如果您有这些习惯或问题，比如高血压、吸烟、糖尿病、心脏病、血脂异常、大量饮酒、缺乏体力活动、颈动脉狭窄等，那么发生脑卒中的可能性就会增大。除此之外，随着年龄的增长，脑卒中的发生风险也会增加。

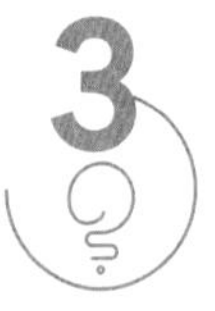

警惕脑卒中的症状，尽早识别救治

当一个人发生脑卒中时，时间就是生命，每一秒都至关重要。以缺血性脑卒中为例，溶栓治疗时间窗一般在 3～6 小时，越早越好。

大部分脑卒中患者，在脑卒中发生前，会因脑部瞬间缺血而表现出一些早期征兆。对于这些征兆的警惕和识别，是脑卒中患者及早获得救治的关键。脑卒中的最常见症状为脸部、手臂或腿部突然感到无力，通常是身体一侧出现这些症状。

脑卒中患者会突然出现一些早期征兆，常见的有：

面部：面部表情僵硬、麻木，一侧口角歪斜，单眼或双眼出现视物困难。

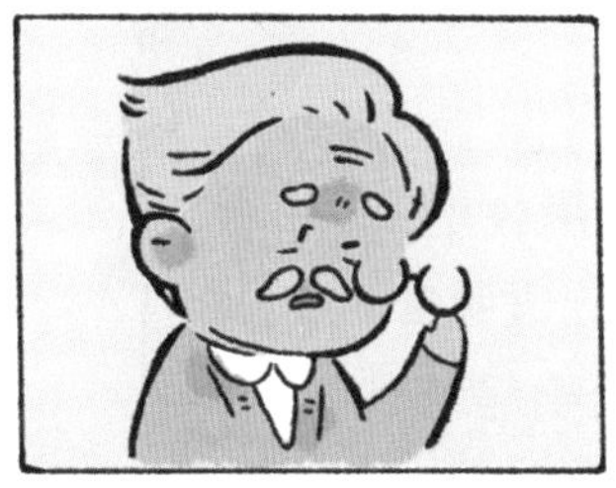

肢体：肢体无力或麻木，无法顺利举起单侧或双侧手臂，走路困难，失去平衡或协调能力，出现原因不明的跌倒。

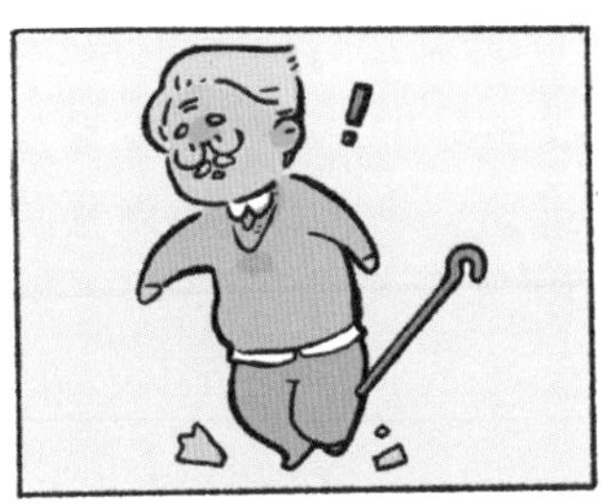

语言：说话时口齿不清，或出现语言表达困难。

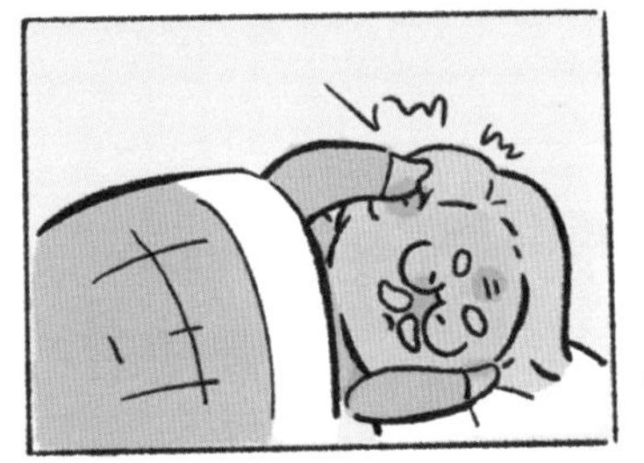

其他表现：如眩晕，耳鸣，恶心呕吐，无原因的剧烈、持续性头痛，昏厥或失去知觉等。

以上特征，可以总结为“中风 **120**”口诀：“**1**”代表看到一张不对称的脸；“**2**”代表检查两只手臂是否有单侧无力现象；“**0**”代表聆（零）听讲话是否清晰。通过这三步观察，如果怀疑是脑卒中，要立刻**拨打急救电话 120**，获得及时救治，最大限度拯救身体机能和生命。

Q13 悄悄而来的疾病，您有吗？

北京疾控提醒您

骨质疏松是以骨量减少、骨骼脆性增加和易发生骨折为特点的全身性疾病。合理膳食、适量运动、戒烟限酒等对预防骨质疏松起到积极作用。

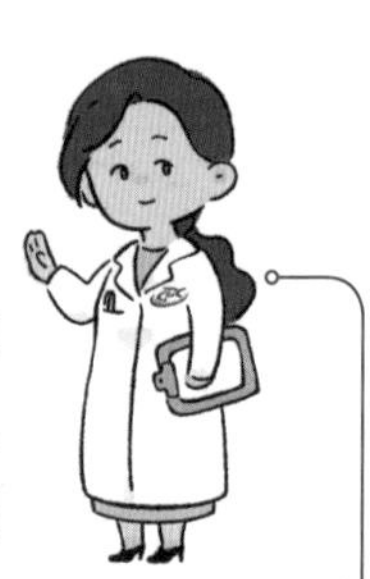

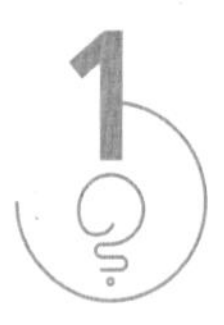

1 认识骨质疏松

骨骼是人体的重要组成部分之一。成人的身体里有206块骨骼，大约占体重的五分之一。它们通过关节相连，构成身体的支架，保护内脏器官，为肌肉提供附着点以便于身体活动，还参与造血，储备钙、磷。然而，有一种疾病，它会“悄悄地”发生，并将骨骼视为“攻击”目标，这个疾病就是骨质疏松。

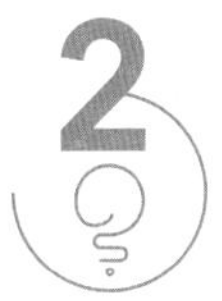

骨质疏松为什么是“悄悄而来的疾病”

骨骼的质量在生命全程中并不是一成不变的。人从出生到成年早期，骨骼都在不断地生长和强化，在 20～30 岁达到骨量高峰。在人的整个生命期，骨骼都在不断地更新，以新骨取代旧骨，这样有助于保持骨骼的强健。但是对于骨质疏松的人群来说，越来越多的骨质会流失而不是被替换，这就意味着骨骼会逐渐变脆，更容易断裂。

骨质疏松，从名字上我们就可以有一个简单的印象，这是指本该坚固的骨骼出现密度变小、重量变轻、变得疏松而脆弱的问题。

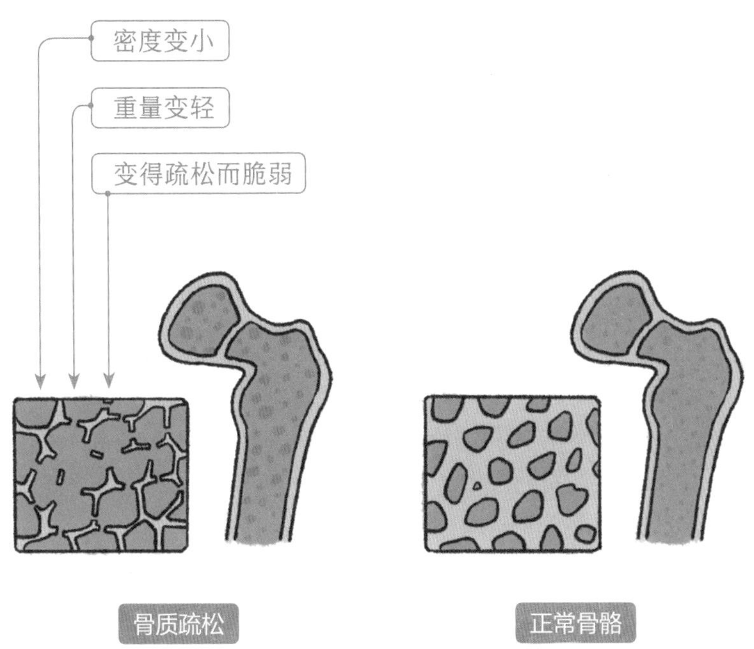

骨质疏松就是以骨量减少、骨组织微结构被破坏、骨骼脆性增加和易发生骨折为特点的全身性疾病。

在骨质疏松早期，往往没有明显的外在表现，容易被人忽视，这也是它被称为“悄悄而来的疾病”的原因。很多人在发生骨折之后，才惊觉自己已经存在骨质疏松的问题。骨质疏松会大大增加骨折的风险，甚至在轻微的跌倒、跳跃之后就会发生骨折。50岁以上人群中，约三分之一的女性和五分之一的男性可能发生骨质疏松性骨折。

骨质疏松性骨折的危害大吗？

很大！骨质疏松导致的骨折不仅是痛苦的，而且常常会导致残疾，失去独立生活能力。

骨质疏松性骨折最常发生在椎体、髋部和腕骨。椎体骨折会导致身高变矮、剧烈的背部疼痛甚至畸形。髋部骨折常常需要手术治疗，恢复时间长，许多人无法完全恢复到骨折前的状态，生活自理能力降低，甚至导致死亡。腕骨骨折常由于较低的发病率和死亡率而被低估，但它也会带来疼痛、长时间的治疗和缓慢的功能恢复。

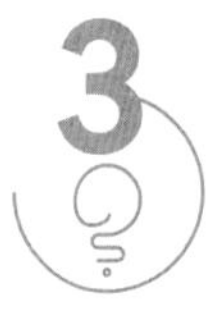

不良习惯会增加患病风险

+ **吸烟、过量饮酒：** 吸烟会让髋部骨折的发生风险翻倍。过量饮酒也会增加骨折的风险。
+ **低体重指数：** 体重指数（kg/m^2）= 体重（kg）÷ 身高（m）的平方。如果体重指数小于18.5就表示体重过低，这也是骨质疏松发生风险升高的一个危险信号。
+ **饮食习惯不佳，营养不良：** 日常饮食如果缺乏钙、蛋白质、新鲜的蔬菜和水果，将不利于骨骼的健康。营养不良是老年人面临的主要问题，因而他们跌倒和骨折的风险更高。

+ **维生素 D 缺乏：**低维生素 D 水平的情况很常见，尤其是不常去户外活动的老年人。
+ **身体活动不足：**缺乏身体活动会导致骨骼和肌肉的流失。不爱运动的人更容易发生髋部骨折。
+ **经常跌倒：**有跌倒倾向的人骨折的风险会更高。

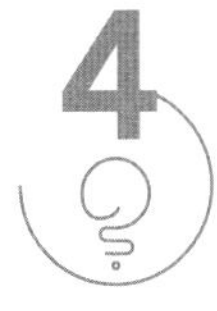

4 强健骨骼，贯穿生命全程

事实上，骨质疏松的预防应从儿童时期开始。培养儿童营养丰富的饮食习惯，保证钙和蛋白质的摄入，避免营养不良，同时每天有足量的身体活动时间，以便获得尽可能高的峰值骨量。到成年期时的骨量越多，在老年时发生骨质疏松的可能性就越小。

对于成年人，骨质疏松的预防主要从保持健康的生活方式入手。饮食上要保证有足够的钙和蛋白质摄入，获得足够的维生素 D。每日要有充足的阳光照射。加强体育锻炼，以抗阻力运动和有氧运动为主，并且长期坚持。保持体重在健康范围内。避免吸烟和酗酒。

老年人患骨质疏松的风险更高。除了坚持健康的生活方式外，老年人还需要注意预防跌倒。老年人可以进行一些改善平衡、协调能力和肌肉力量的运动，比如疾控系统多年来一直推广的毛巾操。老年人群还应在专业机构进行骨骼健康评估，确保早发现、早诊断、早治疗。

Q14 心绞痛、冠心病等都是“肌”病，应该怎么预防？

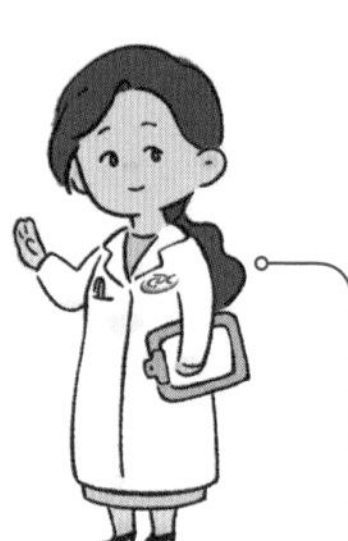

北京疾控提醒您

心绞痛、冠心病等很多常见的病归根到底都是“肌”病！心肌非常重要，适当运动、适当补钙、保持充足的睡眠都是保护心肌的方式。

心绞痛、冠心病、胃痛、颈椎病、腰痛等，这些我们生活中常见的病症，是什么引起的，您真的了解吗？其实，这些都是“肌”病。心绞痛，归根到底就是心肌缺血所引起的心脏收缩障碍。冠心病，是由滋养心脏的冠状动脉狭窄所引起的心肌缺血，从而导致心肌收缩障碍。我们常见的胃痛，可能是由胃部平滑肌痉挛所引起的。颈椎病、腰痛可能是由颈部或腰背部肌肉疲劳，从而导致肌肉劳损或椎体失稳引起的。所以，我们可以说，这些病归根到底都是“肌”病！

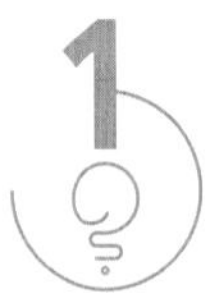

1 肌肉是个“大忙人”

我们机体共有 639 块肌肉，分为三种类型：心肌、平滑肌和骨骼肌。肌肉收缩在机体的整个生命活动中起到重要作用，大脑所下的指令，由神经传导，由肌肉完成。

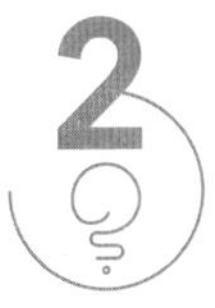

肌肉到底有多重要

大家都知道心脏就是一块大肌肉，叫心肌。平滑肌是分布在内脏和血管壁的肌肉，能够长时间拉紧和维持张力。骨骼肌分布于躯干和四肢，控制着人体的所有活动、动作。心肌和平滑肌都由神经系统控制，而不需要人去考虑。

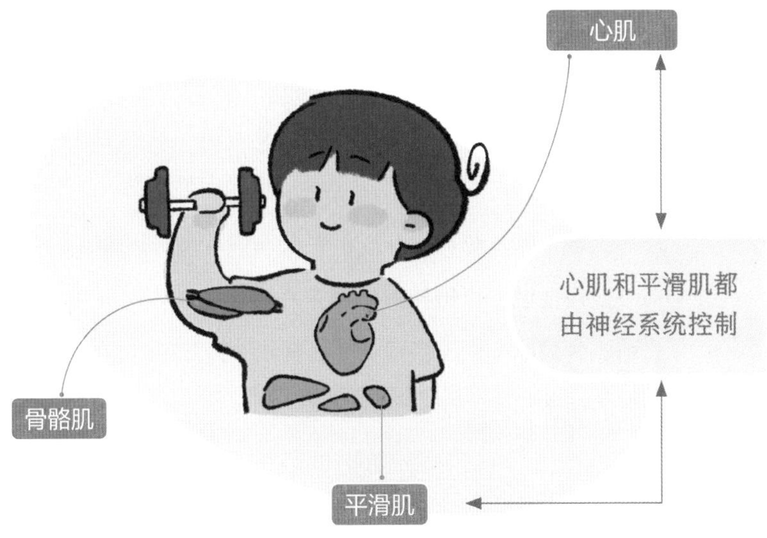

比如胃和肠中的平滑肌，还有心肌，每天都在执行任务，但人们一般都不会察觉到。这类肌肉是不随人的意志收缩的，它们是自律性肌肉，属于不随意肌。骨骼肌受意识支配，因而又称随意肌。

肌肉除了维持我们生命基本的心跳、呼吸和各种细微的动作，如眨眼、咀嚼、微笑等，还包括维持机体平衡、稳定等。即使我们躺在床上，躯干肌肉也在默默地工作，保持卧位躯干的体位及稳定。肌肉如此重要，但却是我们最容易忽略的人体组织。

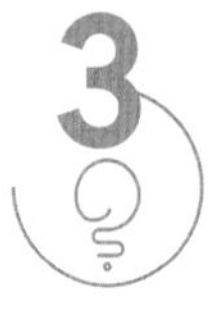

传统疾病与肌作用

随着研究手段和方法的创新，我们发现越来越多的传统疾病是由肌作用所引起的。肌源性损伤逐步引起各医学专业的重视。

肌肉胜利（muscle win）。比如，咀嚼肌治疗和干预是非手术、非拔牙方法治疗严重下颌前突的有效方法；在发病年龄越来越低的颈椎病中，颈部肌肉疲劳是导致颈椎稳定性下降、椎体病变的主要外部因素；躯干肌损伤和疲劳在腰痛中起到关键性作用。

换句话说，当维持身体稳定和活动的肌作用发生问题时，会引起相应效应部位的不适或病变。也就是说，我们的身体应处于稳定、稳态的动态平衡，而肌作用就是维持这种动态平衡的。

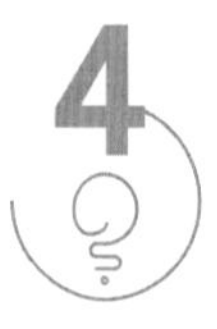

如何保护好肌作用

● 适当运动

无论是心肌、平滑肌还是骨骼肌，对缺血缺氧都十分敏感。适当运动可以增加肌细胞的携氧量，训练肌肉协调、有节律地收缩，使肌肉的工作处于有意识和无意识的最佳状态，从而增强对疲劳的抵制，这对肌作用至关重要。

● 适当补钙

除了运动，肌细胞对身体里的钙离子、钾离子、氢离子都比较敏感，适当补钙对肌肉收缩、疲劳物质的代谢都有好处。

● 避免久坐

骨骼肌最怕的就是长时间维持一种姿势，因为这样会导致维持机体稳定的小肌群特别疲劳，所以当我们保持一个姿势 40～50 分钟后，一定要起来活动活动。这就要求久坐的工作人员最好每隔 45 分钟离开工位活动活动，这会有效地缓解小肌群的压力，减少颈肩痛及腰痛的发生。

● 保持充足睡眠

除了适当的运动，合理的营养，充足的睡眠也很重要。保证每天 7～8 小时的睡眠可以缓解肌肉一天的紧张，降低肌肉的疲劳。适当的、正规的医学干预，如按摩、针灸等物理治疗和康复疗法均可降低肌肉疲劳，增强肌肉活力。

总之，肌肉收缩是机体最基本的活动，重视肌肉给出的信号，提早预防，不要单纯地认为肌肉痛是今天累了，休息一下就好了。要重视“肌”病，规律生活，适当运动，合理营养，只有注重“肌”保健，才能更好地避免疾病。

Q15 得帕金森病，是哪里生了病？

北京疾控提醒您

帕金森病是一种常见的神经退行性疾病，是由遗传因素和环境因素共同导致的，在老年人中多见。目前可以通过药物治疗控制症状、延缓病情。

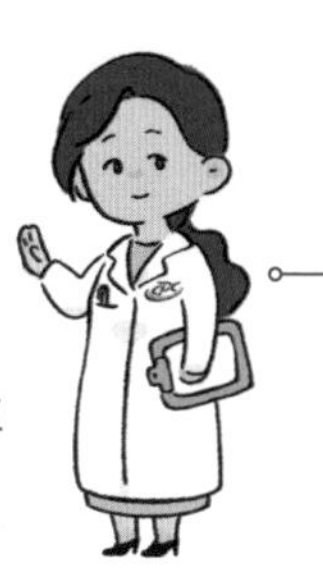

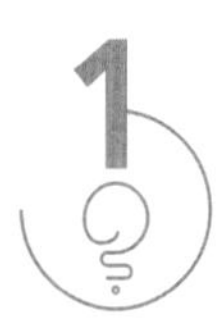

1 帕金森病是什么病

拿起一支放在桌子上的笔，或者用勺子舀粥喝，又或者是用适宜的速度走到窗台前，这些动作非常简单，经常会发生。但如果有疾病让您无法完成这些动作，生活将会发生巨大的变化。帕金森病就是这样一种疾病。

帕金森病究竟是什么病呢？神经系统是人体的“司令官”，我们的行为从这里接收“指令”，当“指令”出现异常，我们就不能做出正确的行为反应。帕金森病就是一种神经退行性疾病，它影响的是大脑中控制运动功能的神经细胞。

神经细胞使用被称为神经递质的化学物质传递信息。多巴胺就是一种神经递质，主要负责控制运动、情绪反应及感觉愉悦或痛苦。帕金森病使人体产生多巴胺的神经细胞逐渐受损失能，产生多巴胺的水平降低，运动就不再被平稳地控制，就会表现出运动障碍。

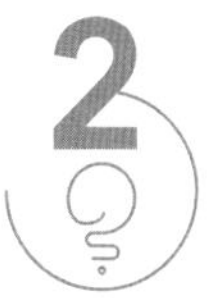

得了帕金森病会怎么样

从整体上看，帕金森病有超过 40 种症状表现。所以每一位患者的经历可能会各不相同。帕金森病的症状可以分为两类：非运动症状和运动症状。

帕金森病的非运动症状也是常见和重要的临床征象，而且有的可先于运动症状而发生。

非运动症状的主要表现：

感觉障碍：疾病早期即可出现嗅觉减退或睡眠障碍，中期和晚期常有肢体麻木、疼痛等症状。

自主神经功能障碍：临床常见，如便秘、多汗、脂溢性皮炎等。吞咽活动减少可导致流涎，疾病后期也可出现性功能减退、排尿障碍或体位性低血压。

精神障碍：近半数患者伴有抑郁症状，并常伴有焦虑。15%～30% 的患者在疾病晚期发生认知障碍乃至痴呆，以及出现幻觉。

运动症状的主要表现：

震颤：出现身体某一部位无法控制的运动（如手抖），可能在身体静止且放松时出现，也可能在想要做某事（如试图拿杯子喝水）时出现。

肌肉僵硬：会阻碍肌肉的伸展和放松，引起肌肉痉挛和疼痛，表现出“面具脸”，走路时无法摆动手臂，甚至在转身、从椅子上站起、在床上翻身时也有困难。

运动迟缓：动作缓慢、笨拙，缺乏协调性。手指精细动作缓慢，走路步履蹒跚。

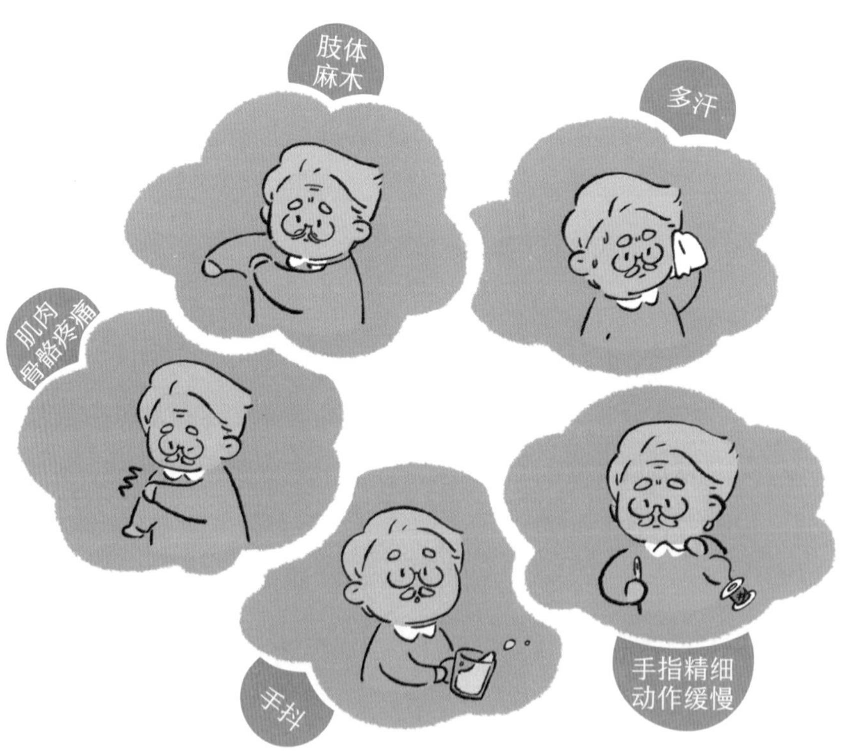

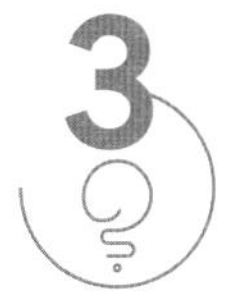

帕金森病容易治疗吗

欧洲帕金森病联合会推测，全世界大约有1000万人受到帕金森病的影响，大多数患者超过60岁，但也有约十分之一的患者在50岁以下。随着诊断能力的提升及人类寿命的延长，可以预计帕金森病患者的数量在未来将急剧上升。

遗憾的是，帕金森病目前还没有治愈的方法。但通过及时的药物治疗和对特定患者的外科手术治疗有助于控制症状、延缓病情。

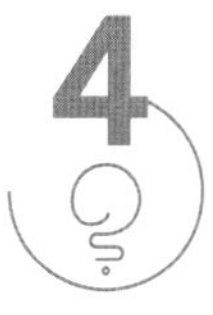

如何保护好自己

目前认为，帕金森病是由遗传因素和环境因素共同导致的。总体来说，高龄老年人，有帕金森病家族史、有头外伤史或长期接触农药及汞、铅、锰这些重金属的人患帕金森病的风险会增大。

对于帕金森病的预防，我们需要避免长期接触杀虫剂等农药，以及汞、铅、锰这些重金属。有帕金森病家族史的人最好不要从事电焊、干洗和机械维修等工作，必须接触时，一定要做好防护。

健康的生活方式很重要，这有助于预防疾病发生，延缓疾病发展。规律的身体活动可以保护神经，例如散步、跳舞、打太极拳等，不仅有利于肌肉骨骼健康，还可以改善姿势，防止跌倒。

健康的饮食也很重要，应保持均衡膳食的习惯，保证每天摄入足量的新鲜蔬菜和水果，这对于其他慢性疾病的预防也有积极的作用。

Q16 慢阻肺到底是什么？

北京疾控提醒您

慢阻肺一般指慢性阻塞性肺疾病。吸烟和被动吸烟都可能引发慢阻肺。目前，慢阻肺尚不能治愈。但是通过有效的治疗，可以帮助慢阻肺患者缓解症状。

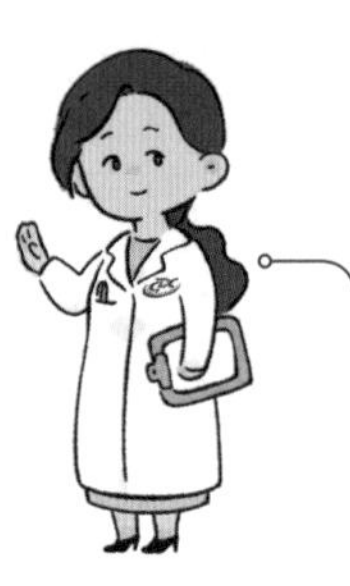

1 慢阻肺，到底是肺出了什么问题

慢阻肺，全称是慢性阻塞性肺疾病，它并不是单一的疾病，而是一组疾病的总称。顾名思义，这种疾病会导致肺部气流受限。也许它没有高血压、糖尿病那样为人熟知，但事实上，世界卫生组织发布的内容显示，慢阻肺是全球第三大死因，2019 年造成 323 万人死亡。如果以 323 万人除以一年的时间，差不多平均每分钟有 6 人因慢阻肺致死。

慢阻肺最普遍的症状就是呼吸困难，咳嗽、咳痰，其中慢性咳嗽和咳痰常常先于气流受限而多年存在。随着病情的恶化，患者的日常生活会变得非常困难，简单活动时也常常需要竭力呼吸。除此之外，慢阻肺还可能导致全身的不良反应，包括全身炎性反应和骨骼肌功能不良。慢阻肺晚期会出现肺动脉高压，进而产生慢性肺源性心脏病及右心衰竭。

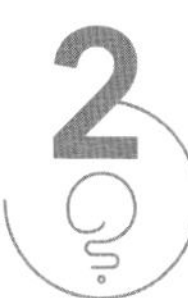

慢阻肺是什么导致的

引起慢阻肺的主要原因是接触烟草和烟雾，这包括吸烟和被动吸烟，被动吸烟也就是我们常说的接触二手烟。除此之外，室内外受污染的空气、所产生的职业粉尘和化学品（如刺激物和烟雾）的接触等，也可能导致慢阻肺。

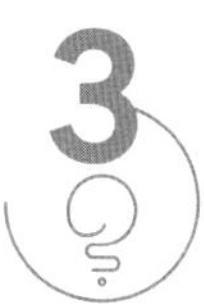

早发现，早治疗

目前，慢阻肺尚不能治愈。虽然不能治愈，但通过有效的治疗，可以帮助慢阻肺患者缓解症状，减缓对肺部的损害，积极地生活。而且越早发现，治疗效果就越好。

或许您会担心，自己会不会已经是慢阻肺患者了呢？我们可以通过下面的小测试做一个简单的判断。

您是否在多数日子里经常咳嗽？

☐ 是　　　☐ 否

您是否在多数日子里经常咳痰或咳黏液？

☐ 是　　　☐ 否

您是否比同龄人更容易喘不过气来？

☐ 是　　　☐ 否

您是否超过 40 岁？

☐ 是　　　☐ 否

您是否现在吸烟或曾经吸烟？

☐ 是　　　☐ 否

对上述问题，如果您有三个以上的回答是肯定的，那么就建议您去咨询专业医生了。

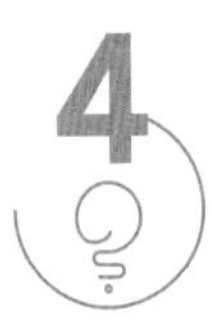

面对慢阻肺的威胁，我们怎么做

+ **戒烟**。戒烟是有益于肺部健康的最重要的事。许多慢阻肺病例可通过避免吸烟或尽早戒烟来预防。
+ **当呼吸功能出现问题，应当及时就医**。如已患有慢阻肺，则应定期就诊，严格遵医嘱用药。
+ **远离不卫生的环境**。远离让人难以呼吸的烟尘和烟雾环境，平时不吸烟的人注意要远离二手烟的生活、工作环境。
+ **保持健康的生活方式**。每周进行规律的身体活动，选择健康的饮食习惯，维持正常体重。

Q17 预防癌症，我们要怎样做？

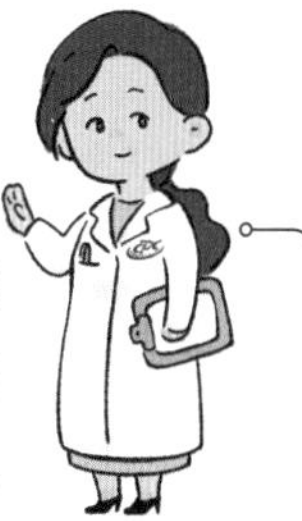

北京疾控提醒您

癌症是人类健康生活的“杀手”，我国常见的癌症种类较多，发病率较高。日常生活中我们可以通过远离烟草、保持健康的生活习惯、定期体检的方式预防癌症。

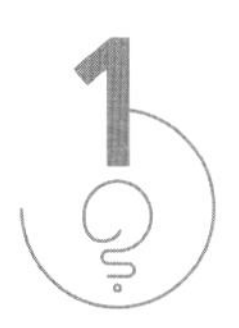

癌症的发展现状

在我国，近十年来癌症的发病率呈上升态势，每年约增加 4%。我国每年新发癌症病例超过 350 万人，死亡病例超过 200 万人，防癌、控癌形势严峻。我国常见的癌症包括肺癌、乳腺癌、胃癌、肝癌、结直肠癌、食管癌、宫颈癌、甲状腺癌等。近年来，肺癌、乳腺癌及结直肠癌等发病率呈显著上升趋势，肝癌、胃癌及食管癌等发病率仍居高不下。我国因癌症死亡的人数占全部死因的四分之一，位居死因第一。世界卫生组织认为，目前 30%～50% 的癌症可以得到预防。

大部分癌症是人体细胞在外界因素长期作用下，基因损伤和改变的结果，是一个多因素、多阶段、复杂渐进的过程。导致癌症的因素包括化学、物理和慢性感染等外部因素及遗传、免疫、年龄、生活方式等自身因素。

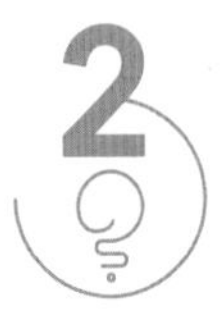

预防癌症的方式

远离烟草

烟草——中国人的头号慢性疾病危险因素！吸烟几乎伤害身体的每个器官和系统，并损害一个人的整体健康。烟草烟雾中的化学物质超过 7000 种，已知至少 250 种是有害的，其中又有至少 69 种可致癌。

吸烟是患癌和癌症患者死亡的主要原因。使用烟草制品或经常在有烟草烟雾的环境中生活（也就是吸入二手烟）的人患多种癌症的风险增加，而且吸烟时间越早，吸烟量越多，患癌的风险就越大。二手烟同样对人体健康有害，例如，接触二手烟可导致罹患肺癌的风险增加 20% ~ 30%。

保持身体活动

成人每周应进行至少 150 分钟中等强度的身体活动（相当于快走），或 75 分钟高强度的身体活动，推荐在一周中分散进行。减少静态行为，诸如坐、躺、看电视、看手机等。平时生活中多做一些身体活动，不只是跑步，还可以是骑自行车、爬楼梯等，不论活动程度如何，均有益于身体健康。

健康饮食

生活水平日益提高，我们的膳食结构也渐渐发生了变化，粮食吃得越来越少，而动物性食物和油脂吃得越来越多。研究认为，大约有 37% 的癌症与日常饮食密切相关。

在日常饮食中，限制摄入高糖、低纤维、高脂肪的食物，多吃各种蔬菜、水果、全麦制品和豆类制品，限制食用盐腌食品或用盐加工的食品。不吃烧焦的食物，最好少吃烧烤类食物。霉变的馒头、面包、米饭等绝对不可再食用。日常生活中我们也不提倡饮酒，如饮酒则每天不要超过一杯。

● 控制好体重

肥胖是一个特别重要的与生活方式有关的患癌因素。特别是中心性肥胖，与癌症的关系非常密切。

保持健康的体重，在健康的体重指数范围内，尽可能保持低值。对于已经超重、肥胖的人来说，要时常关注自己的体重，体重减轻对健康有益。

经常进行身体活动并形成健康的饮食习惯，是保持健康体重的关键策略。要保持健康的体重，引导孩子养成良好的生活习惯。

● 作息规律，情绪平稳

作息规律，保持乐观的心态，有助于保持人体正常的免疫机能。

● 定期体检

规范的防癌体检能够在早期发现癌症，从而及时治疗。

+ 防癌体检是在癌症风险评估的基础上，针对常见癌症进行的身体检查，其目的是让人们知晓自身患癌的风险，发现早期癌症或癌前病变，及时进行早期干预。

+ 目前的技术手段可以早期发现大部分的常见癌症。使用胸部低剂量螺旋 CT 可以检查肺癌，超声结合钼靶可以检查乳腺癌，胃肠镜可以检查消化道癌，等等。

+ 要根据个体年龄、既往检查结果等选择合适的体检间隔时间。

+ 防癌体检专业性强，讲究个体化和有效性，应选择专业的体检机构进行。

如果做到早期诊断和充分治疗，许多癌症会有很高的治愈率。

Q18 活疫苗？死疫苗？疫苗分类指导书？

北京疾控提醒您

接种疫苗是预防传染病最经济、最有效的途径。国家为了保证疫苗质量，规范预防接种，维护公共卫生安全，对疫苗在生产、流通、预防接种等各个环节都进行了明确的要求和规定。

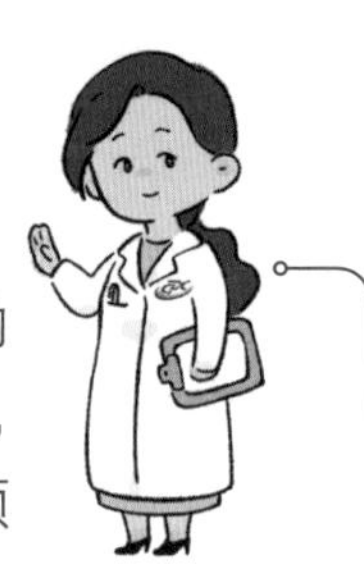

每个新生儿从出生的第一天起，就开始接种疫苗，疫苗的保护将会伴随其一生。

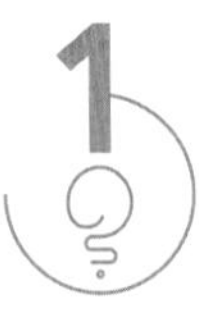

1 按疫苗生产的技术分类，常见疫苗的种类

目前常见的疫苗种类有：灭活疫苗、减毒活疫苗、重组蛋白疫苗、载体疫苗和核酸疫苗。

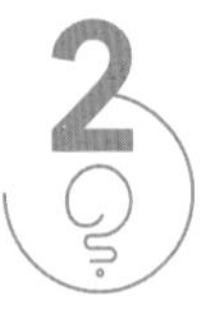

2 什么是灭活疫苗

灭活疫苗就是俗称的“死疫苗”，是将致病的病毒或细菌培养后灭活，用灭活的病原体直接制备成的疫苗，或将其裂解后提取主要抗原成分制备成的疫苗。

常见的灭活疫苗：目前儿童接种的疫苗以灭活疫苗为主，如常用的有脊髓灰质炎灭活疫苗、流脑多糖疫苗、百白破疫苗、流感裂解疫苗、甲肝灭活疫苗等。

灭活疫苗的特点：第一次接种灭活疫苗只起到“启动”人体免疫系统的作用，产生的抗体不能达到保护水平，往往需要接种第2剂次或第3剂次后，抗体才能达到预期水平。

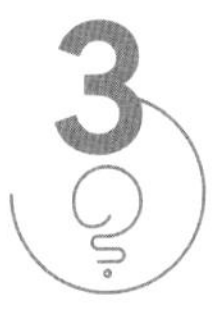

什么是减毒活疫苗

减毒活疫苗就是俗称的“活疫苗”，是将病毒或细菌的毒力降低至不能使人致病，但又保留其活性状态，能刺激人体产生免疫应答的疫苗，使受种者在不得病的情况下获得对特定疾病的免疫力。

常见的减毒活疫苗：卡介苗、脊髓灰质炎减毒活疫苗、麻疹腮腺炎风疹联合减毒活疫苗、水痘减毒活疫苗、轮状病毒减毒活疫苗等。

减毒活疫苗的特点：接种减毒活疫苗后，毒力降低的病毒或细菌可以在人体内生长繁殖，刺激人体产生免疫应答，全过程类似轻型、没有症状的自然感染。通常，减毒活疫苗接种的剂次数比灭活疫苗少，接种后产生的抗体水平和持续时间也会高于和长于灭活疫苗。

免疫功能缺陷者不能接种减毒活疫苗，因为减毒活疫苗可能在免疫功能缺陷者体内过度复制，由此引发严重的疫苗不良反应。

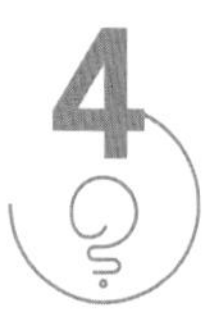

什么是重组蛋白疫苗

重组蛋白疫苗是继前两种传统疫苗后兴起的第二代疫苗，是通过基因工程方法，将病原体具有免疫原性的特异蛋白基因整合到合适的表达系统（如酵母菌、大肠杆菌等微生物），通过体外大量培养，表达病原体的特异蛋白，再经纯化，制备成的疫苗。即借助体外制备病原体特异蛋白，刺激人体产生抗体。

常见的重组蛋白疫苗：重组乙肝疫苗（酵母）、重组带状疱疹疫苗、人乳头瘤病毒疫苗（酿酒酵母）等。

重组蛋白疫苗的特点：重组蛋白疫苗成分单纯，且不能在体内复制，对宿主没有致病的风险，具备安全性和稳定性。重组蛋白疫苗诱导的免疫反应强度可能较弱，通常需要多次接种。

与传统疫苗类似，目前重组蛋白疫苗工艺安全、成熟，可实现规模化生产。

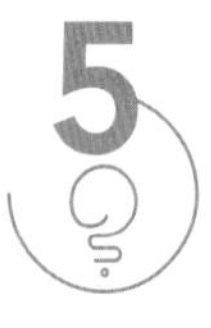

什么是载体疫苗

载体疫苗即重组载体疫苗，是现代生物技术的产物。重组载体疫苗是将减毒活病毒、减毒活细菌作为载体，植入目标基因片段后，再作为疫苗注射进人体，使人体产生抗体的疫苗。

载体疫苗的特点：载体疫苗具有接种次数少、生产成本低、稳定性好的优点，但对载体微生物的种类有限制。

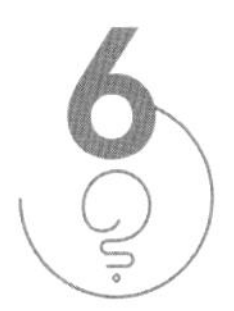

什么是核酸疫苗（RNA 疫苗或 DNA 疫苗）

核酸疫苗与载体疫苗一起被认为是新型疫苗的代表。核酸疫苗是将编码病原体抗原蛋白的外源基因（RNA 或 DNA）导入人体细胞内，在细胞内表达、合成抗原蛋白，诱导人体产生对该抗原蛋白的免疫应答，以达到预防和治疗疾病目的的疫苗。

核酸疫苗的特点：核酸疫苗是近年发展的一种核酸介导的免疫接种疫苗，既可以激活体液免疫，也可以诱发细胞免疫。其制备简单，疫苗研发、生产速度快，是一项新的技术。

温馨提示

只要是国家批准上市或纳入紧急使用的疫苗，其安全性和有效性都已经得到了国家药品监督管理局的审批与签发，都可以放心使用。

Q19 为什么需要按免疫程序接种疫苗？

北京疾控提醒您

接种疫苗是预防传染病最有效、最简单、最经济的手段。疫苗接种为无数孩子健康成长撑起了“保护伞”。

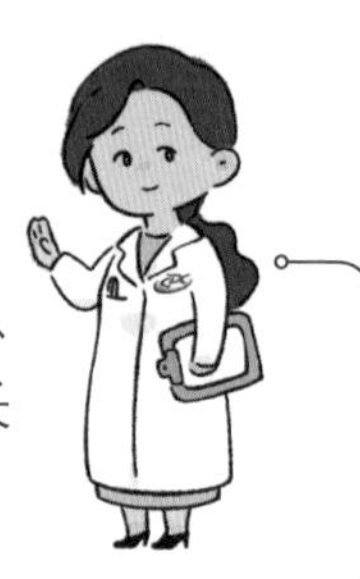

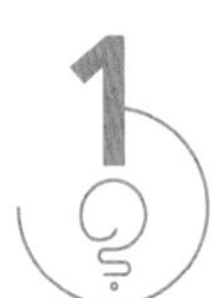

什么是疫苗

《中华人民共和国疫苗管理法》中对疫苗的定义是：疫苗指为预防、控制疾病的发生、流行，用于人体免疫接种的预防性生物制品，包括免疫规划疫苗和非免疫规划疫苗。

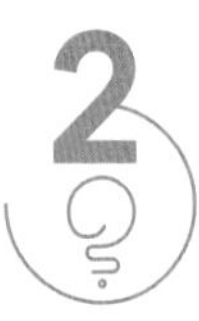

什么是免疫规划疫苗

免疫规划疫苗，是指居民应当按照政府的规定接种的疫苗，包括国家免疫规划确定的疫苗，省、自治区、直辖市人民政府在执行国家免疫规划时增加的疫苗，以及县级以上人民政府或者其卫生健康主管部门组织的应急接种或者群体性预防接种所使用的疫苗（以前称第一类疫苗或免费疫苗）。

疫苗是否被纳入免疫规划疫苗，和疾病的严重性、造成的社会负担、疫苗能否充足供应及国家的财力有关，随着国家经济实力不断增强，将会有越来越多的疫苗被纳入免疫规划疫苗，为公众免费接种。

免疫规划疫苗的特征是政府免费向居民提供，居住在中国境内的居民，依法享有接种免疫规划疫苗的权利，履行接种免疫规划疫苗的义务。县级以上人民政府及其有关部门应当保障适龄儿童接种免疫规划疫苗。监护人应当依法保证适龄儿童按时接种免疫规划疫苗。相应地，非免疫规划疫苗，是指由居民自愿接种的其他疫苗。

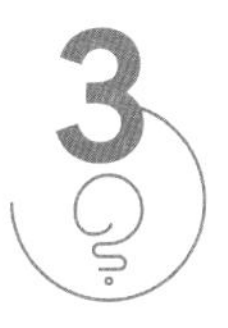

3 按照免疫程序接种疫苗

疫苗免疫程序是指预防相应传染病需要接种疫苗的种类及接种的先后次序和要求。疫苗免疫程序的制定受诸多因素的影响，主要包括三方面的因素。

一是传染病流行情况，包括传染病流行的种类、特点、强度、周期性、影响因素、不同年龄段发病的危险性及对群体危害的严重程度。二是免疫学因素，包括疫苗的生物学特性和免疫效果，即疫苗的免疫原性，免疫的持久性，各种抗原同时接种到机体时机体的免疫反应与免疫应答。三是各地实施预防接种的具体条件，包括疫苗的供应能力、接种疫苗的成本效益、受种者的承受能力及交通和经济状况等。因此，受种者在推荐的免疫程序内接种疫苗受益最大。

当然，免疫程序不是一成不变的，随着传染病流行程度的变化、流行规律的改变及新型疫苗的批准上市等，免疫程序会进行适宜的调整。

北京市免疫规划疫苗免疫程序（2021 版）

月（年）龄	卡介苗 BCG	乙肝疫苗 HepB	甲肝灭活疫苗 HepA-I	脊灰疫苗 PV	百白破疫苗 DTaP	麻腮风疫苗 MMR	乙脑减毒活疫苗 JE-L*	流脑多糖疫苗 MPSV
出生	●	●						
1 月龄		●						
2 月龄				●（IPV）				
3 月龄				●（IPV）	●			
4 月龄				●（bOPV）	●			
5 月龄					●			
6 月龄		●						●（MPSV－A）
8 月龄						●		
9 月龄								●（MPSV－A）
1 岁							●	
1.5 岁			●		●	●		
2 岁			●				●	
3 岁								●（MPSV－AC）
4 岁				●（bOPV）				
6 岁					●（DT）	●		
小学四年级（相当于 9 周岁）								●（MPSV－AC）
初中一年级		●						
初中三年级					●（dT）			
大一进京新生					●（dT）	●		

* 从非疫区新入京的 35 岁以下成人，如大学生，基础免疫 1 剂乙脑减毒活疫苗，第二年加强 1 剂。

BCG　卡介苗
HepB　重组乙型肝炎疫苗（乙肝疫苗）
HepA－I　甲型肝炎灭活疫苗（甲肝灭活疫苗）
PV　脊髓灰质炎疫苗
IPV　脊髓灰质炎灭活疫苗（脊灰灭活疫苗）
bOPV　二价口服脊髓灰质炎减毒活疫苗（脊灰减毒活疫苗）
DTaP　无细胞百日咳白喉破伤风联合疫苗（百白破疫苗）
DT　白喉破伤风联合疫苗（白破疫苗）
dT　白破疫苗（成人及青少年用）
MMR　麻腮风联合减毒活疫苗（麻腮风疫苗）
JE－L　乙型脑炎减毒活疫苗（乙脑减毒活疫苗）
MPSV－A　A 群脑膜炎球菌多糖疫苗（A 群流脑多糖疫苗）
MPSV－AC　A 群 C 群脑膜炎球菌多糖疫苗（A 群 C 群流脑多糖疫苗）

来源：选自北京市卫生健康委员会印发的《北京市免疫规划疫苗免疫程序及说明（2021 年版）》。

请按照免疫程序接种疫苗，一旦错过接种时间，孩子不能及时获得保护，就有可能得病。建议提前制订接种时间计划。

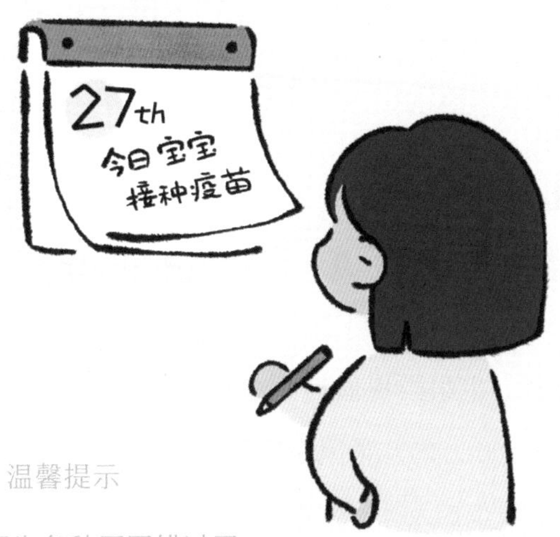

温馨提示

有些孩子因为各种原因错过了疫苗接种时间，如果接种时间延后太久，孩子不能及时获得保护，这期间一旦接触致病菌，就有可能得病。因此，需要按照免疫程序接种疫苗，尽量按时接种。

Q20 第一次带孩子接种疫苗，需要哪些必备知识？

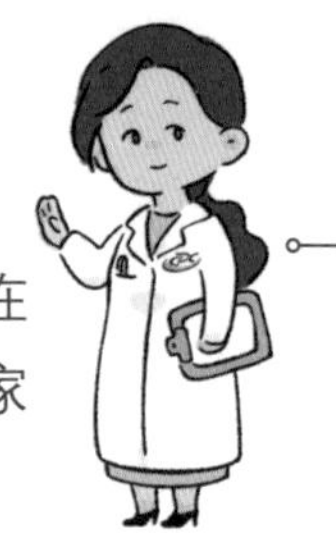

北京疾控提醒您

接种疫苗对孩子的健康成长至关重要，在孩子接种疫苗前、接种疫苗中和接种疫苗后家长都需要认真做好准备工作。

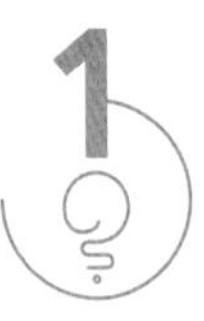

1 儿童与疫苗

为保证儿童健康成长，降低儿童的患病死亡率，世界卫生组织实施了全球免疫战略。

世界卫生组织提倡为儿童常规接种疫苗，这样每年可避免200万~300万的儿童因为感染疾病而死亡，如果全球疫苗接种覆盖面进一步扩大，还可以避免150万左右的儿童因病死亡。

同时，世界卫生组织还提倡扩大免疫接种疫苗的种类，进一步降低儿童死亡率，新增疫苗包括b型流感嗜血杆菌结合疫苗、肺炎球菌结合疫苗、轮状病毒疫苗等。

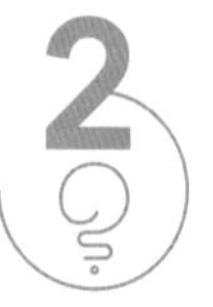

2 给孩子接种疫苗前，家长应做好哪些准备

孩子出生的第一天，会在医院产科完成乙肝疫苗和卡介苗的接种，同时建立儿童预防接种电子档案，并为家长发放儿童预防接种

证。随着孩子的成长，后续还会接种很多疫苗。家长应在孩子出生后一个月内，携带儿童预防接种证和居住证明等，主动到孩子居住地所属的社区卫生服务中心或医院预防接种门诊，为孩子办理预防接种电子档案迁入手续。

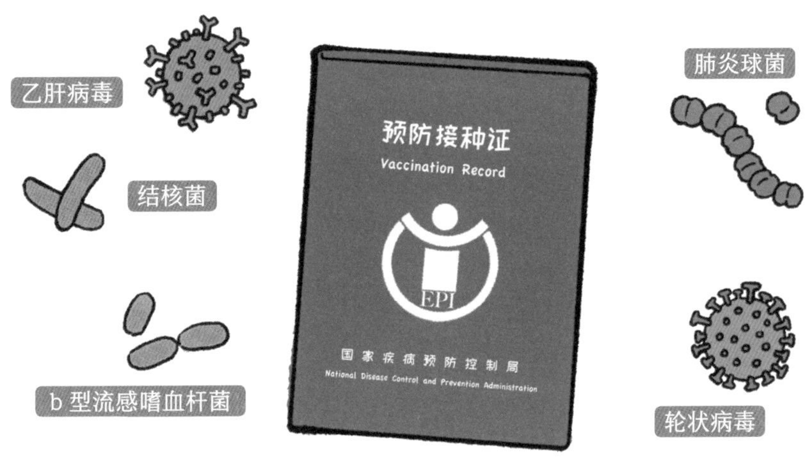

孩子接种疫苗前，家长需要做好以下几件事。

● 准备好预防接种证

家长最好将孩子的预防接种证固定放在一个文件袋中，以免到了接种门诊因忘带预防接种证而无法接种，使得孩子错失一次接种疫苗的时机。

● 给孩子穿方便的衣服并保持孩子接种部位清洁

家长要给孩子穿宽松、易穿脱的衣服，以方便暴露接种部位（胳膊或者大腿），便于医生操作。此外，要注意保持孩子接种部位皮肤清洁和身体清爽。

● 和医生有效沟通

接种前，家长需要告诉医生，孩子近期是否患病和当前的健康状况，并主动告知医生上一次接种疫苗后孩子是否出现过不适或过敏情况，以便医生及时掌握孩子疫苗接种的禁忌，决定本次是否给孩子接种疫苗。

● 认真听取接种医生的口头知情告知或阅读《知情同意书》

家长需要仔细倾听医生的口头知情告知并阅读本次接种疫苗的相关内容，并签字或签字后留存底联。

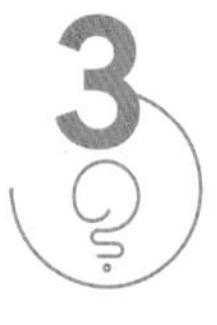

给孩子接种疫苗时，家长要做哪些配合工作

在给孩子接种疫苗时，家长要帮孩子脱好衣服，固定好孩子的体位，安抚好孩子的情绪。

如果是小月龄婴儿，家长可以抱在怀里对着孩子微笑；如果是稍大点儿的幼儿，可以跟孩子说些轻松的话题，分散其注意力，缓解其紧张情绪。

按照医生要求，家长给孩子脱好衣服，暴露出接种部位（胳膊或者大腿）。接种疫苗时，家长要抱好孩子，固定好体位，尤其是接种疫苗的部位，避免接种时孩子哭闹挣扎，造成注射部位错位。

特别提醒，孩子打针疼了，哭一会儿很正常，家长要及时安抚、拥抱孩子，不要说诸如“勇敢的孩子不哭”“你要勇敢，不能哭”等不利于孩子缓解紧张情绪的语言。

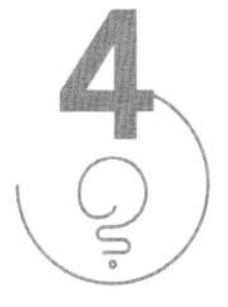

给孩子接种疫苗后，还有哪些注意事项

在孩子接种疫苗后，家长不要匆忙回家，需要做以下几件事。

● 要留观 30 分钟

接种疫苗后，观察孩子是否有罕见的速发性严重过敏反应，以便在第一时间得到救治。同时询问接种医生，回家后遇到孩子发热等不适情况如何处理，留存咨询电话。确定孩子无不适后，再离开医院。

● 接种疫苗后半个小时内孩子进食要注意

口服减毒活疫苗后，半个小时内不要让孩子进热食或进行哺乳。

● 及时记录疫苗接种时间

回家后将预约的下次接种疫苗时间，在日历上做好标记。

● 避免注射位置碰到水

接种疫苗当天，不要给孩子洗澡，避免注射针眼被感染。

● 注意饮食问题

接种前后几天，不要给孩子吃没有吃过的且不易消化的食物，以防孩子出现不良反应时，难以判断原因。

如果发现孩子有可疑的严重异常反应，一定要及时到医院就诊，避免延误治疗，同时告知接种单位，获得必要的支持服务。

如果受种者在接种时正处于某种疾病的潜伏期，又恰巧在接种后发病，这种情况和预防接种无关。因此，接种前观察孩子的健康状况就显得尤为重要。

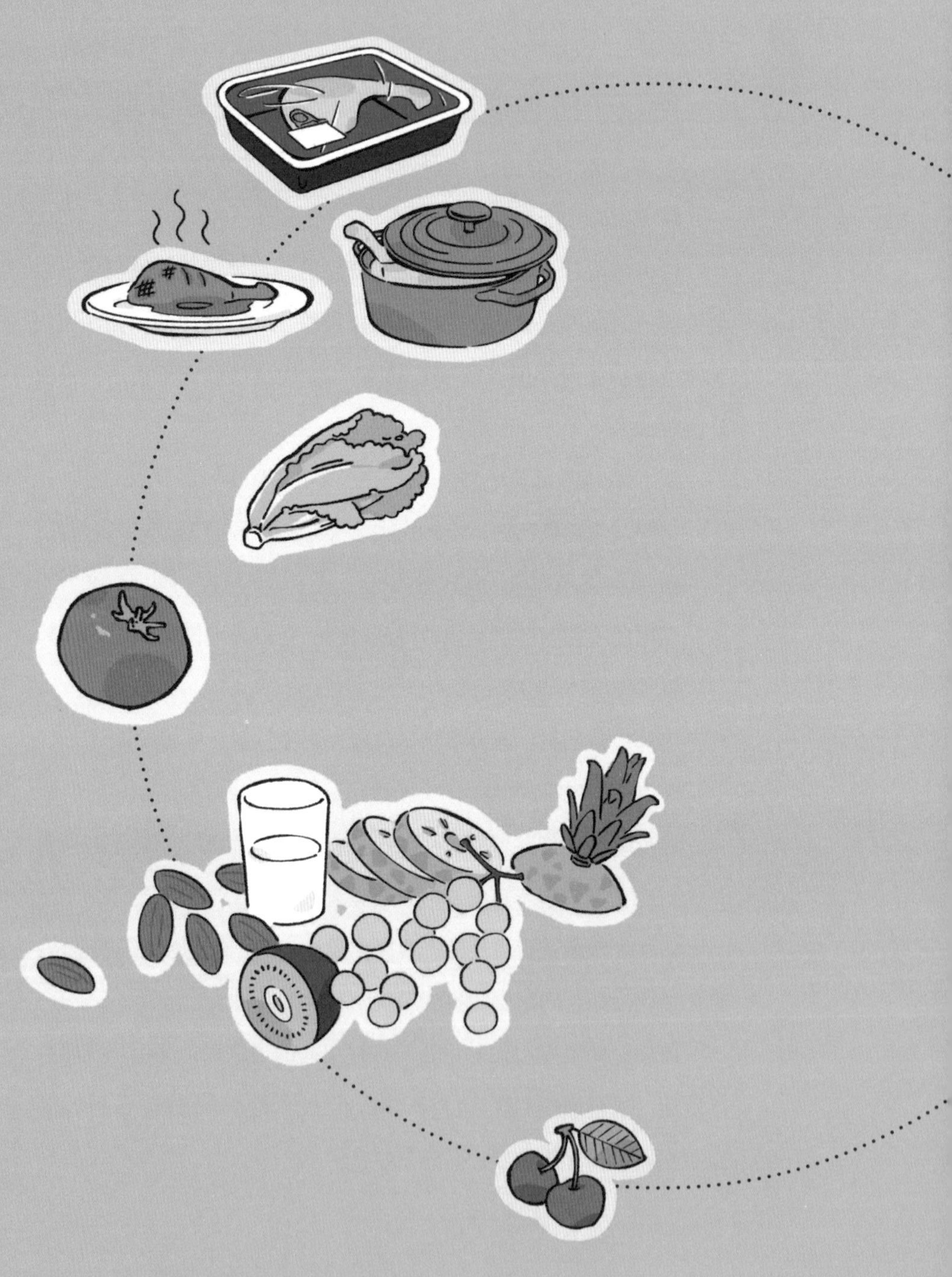

第二章

饮食与健康

Q21

如何预防夏日高发的食源性疾病，食品安全五要点您记住了吗？

北京疾控提醒您

预防食源性疾病，请大家做到保持清洁、生熟分开、烧熟煮透、在安全的温度下储存食物、使用安全的水和食品原材料，提高食品安全意识。

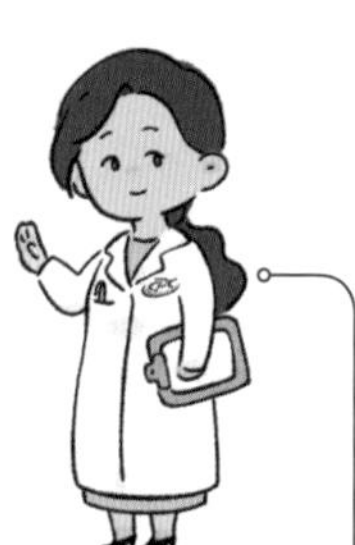

夏季是微生物引起的食源性疾病的高发季节，我们该如何预防呢？世界卫生组织提出的食品安全五要点是我们打败食源性疾病的“法宝”！

1 保持清洁

“饭前便后要洗手”，这是我们从小就知道的，除此之外，在做饭前和做饭过程中也要洗手，尤其是在生熟食品交叉处理过程中或者接打电话以后。

注意保持厨房的卫生清洁，比如餐具、筷子筒、刀具和砧板，尤其是抹布，要经常清洗和消毒，不要让它们成为厨房的污染源。

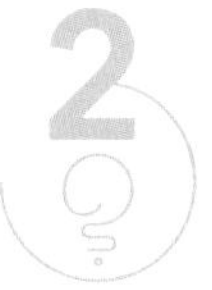

生熟分开

生熟分开就是为了避免生的食品上携带的致病菌污染到直接入口的熟食，引起食源性疾病。要特别注意，加工生熟食品的用具也要分开，例如刀具、砧板等。

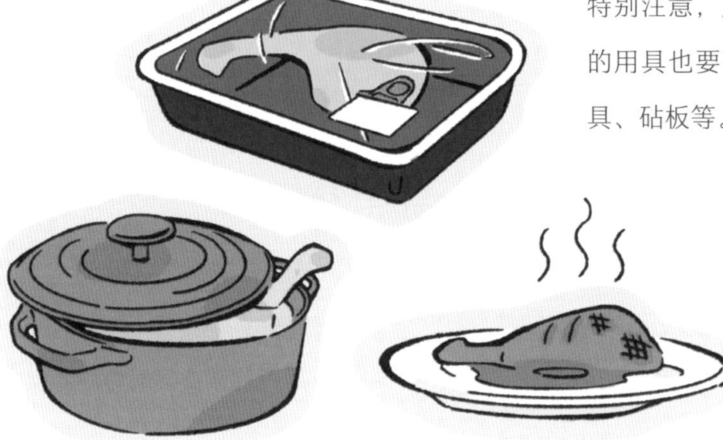

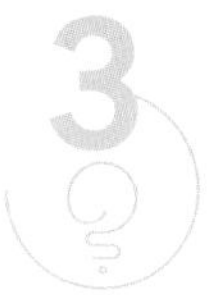

烧熟煮透

烧熟煮透的一般原则是开锅后，再保持 10～15 分钟，如果是大块肉，比如整只鸡，时间还要更长一点。

在食用螺蛳、贝壳、螃蟹等水产品时，生吃，半生吃，泡酒、泡醋或盐腌后直接食用的方法是不安全的，尤其是孕妇、儿童、老人等免疫力低下的人群，应尽量避免生食的饮食方式。

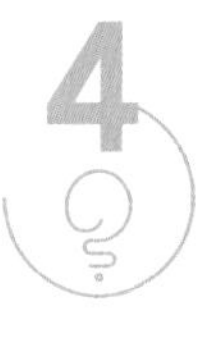

在安全的温度下保存食物

绝大多数微生物喜欢室温环境，高于70℃，或者低于4℃就很难存活。夏季，熟食在室温下存放的时间不宜超过2小时，食物冷却后放入冰箱内保存。

但冰箱不是保险箱，有些嗜冷菌如单核细胞增生李斯特氏菌、小肠结肠炎耶尔森氏菌等可以在冰箱的冷藏环境中生长，所以冰箱取出的食物要彻底加热或清洗干净后再食用。

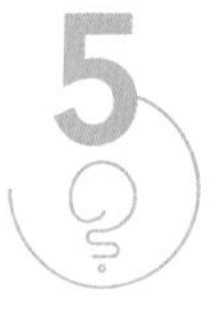

使用安全的水和食品原材料

使用安全的水，水果和蔬菜要洗干净，尤其是要生食时。

选择经过安全加工的食品，例如经过低热消毒的牛奶。

平时我们要到正规超市或市场购买食品，购买食品时要注意生产日期、保质期、储存条件等食品标签上的内容。

不食用超过保质期的食物，若罐装食物包装鼓起或者变形，是坚决不食用的。

良好的食品安全环境需要我们大家的共同努力，从我做起，从现在做起，提高食品安全意识，养成良好的卫生习惯，远离食源性疾病。

Q22 菜豆中毒要小心，怎么样既吃出美味又吃出健康？

北京疾控提醒您

菜豆加工不熟容易引起食物中毒。人们食用未完全熟透的菜豆后，可能会出现恶心、呕吐、胸闷等中毒症状，如果症状较轻可采用催吐法，严重的话要及时就医。

菜豆包括扁豆、芸豆（四季豆）、刀豆等。作为夏秋季的应季蔬菜，菜豆营养丰富，含有丰富的蛋白质、脂肪、碳水化合物、膳食纤维及各类维生素、钙等，深受大家的喜爱。

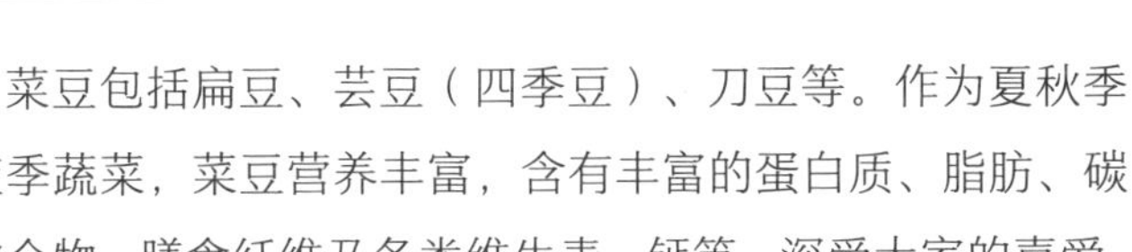

菜豆加工不当导致的散发病例和中毒事件时有发生，特别是集体单位和建筑工地食堂，大家在享受美味的同时，一定要注意预防菜豆中毒。

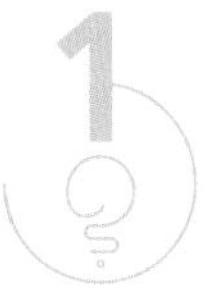

1 为何会菜豆中毒

菜豆中毒多是由于未完全炒熟所致。生的或未煮熟的菜豆主要含有两种天然毒素——植物凝集素和皂苷。植物凝集素主要影响胃肠细胞对蛋白质、糖类等营养物质的吸收，导致人营养素缺乏，生长抑制，严重时可导致死亡；皂苷对胃黏膜有较强的刺激作用，可引起消化系统症状。水煮是去除菜豆中该类物质的有效方法，只有加热到 100℃并持续一段时间后才能将其破坏。

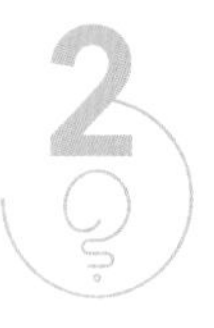

菜豆中毒的症状与治疗

菜豆中毒一般发生在食用后 1 ~ 5 小时，临床表现为恶心、呕吐、腹痛、胃部烧灼感、水样便等症状，少数还可能出现头痛、头晕、四肢麻木、胸闷和心慌等症状。病程短，多数患者在1~3天内可恢复健康。

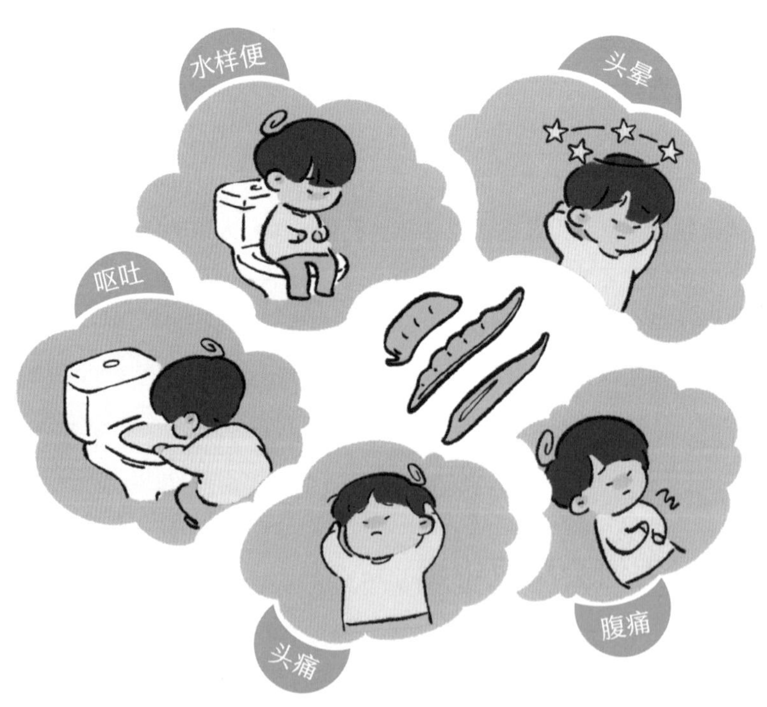

当发生菜豆中毒时，如果吃下去的时间较短，症状较轻，可采用催吐法，每次快速喝下 500ml 温度适宜的清水或浓茶水，然后用手指或筷子刺激咽喉、舌根，将吃下去的饭菜吐出来，如此反复 2～3 次，随后口服牛奶或蛋清以保护食管和胃黏膜，并注意休息。如果症状没有缓解，应及时前往正规医疗机构就诊，并向医生说明饮食史。

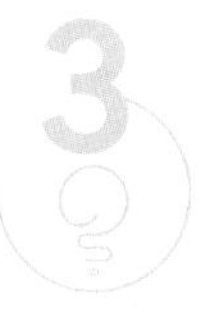

如何预防菜豆中毒

要预防菜豆中毒其实也很简单：烧熟、煮透。

单位食堂在加工菜豆时，可先将菜豆放入开水中烫煮 10 分钟以上再炒，每次烹饪量不宜过大，每一锅的量不超过锅容量的一半，烹饪时反复翻炒，使菜豆均匀受热至失去原有的“生绿色”，且在食用时没有豆腥味方可。

在家炒菜豆时，尽量将菜豆切成丝或小段，用油煸炒后，加适量的水，盖上锅盖，保持 100℃小火焖煮超过 10 分钟，保证彻底均匀加热。这样的方式会使菜豆更美味、更安全、更健康。

Q23

蘑菇虽美味，误食有风险，如何警惕毒蘑菇？

北京疾控提醒您

预防毒蘑菇中毒的根本办法是不采摘、不食用、不购买野生蘑菇。

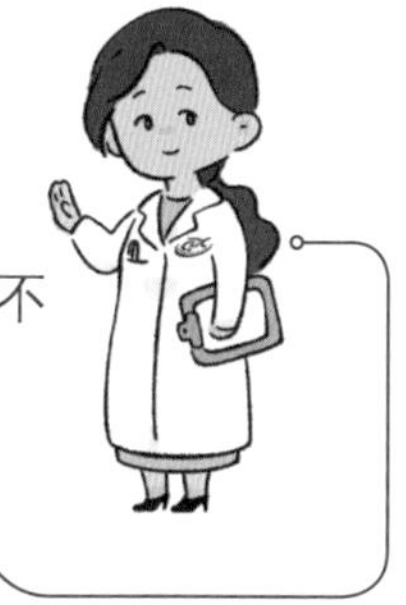

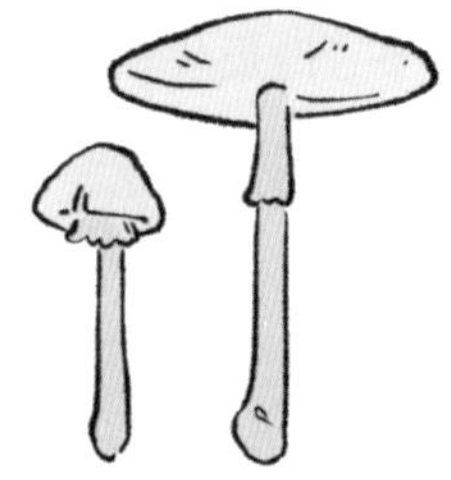

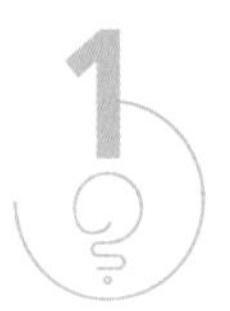

1 什么是毒蘑菇

毒蘑菇又称毒蕈或毒菌，是指人食用后出现中毒症状的大型真菌。

目前在我国已报道的毒蘑菇有500多种，其中含剧毒的有40余种。我国每年都有毒蘑菇中毒事件发生，以5—9月最为多见，在云南、贵州、湖南等省份高发。

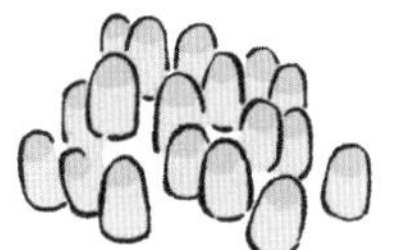

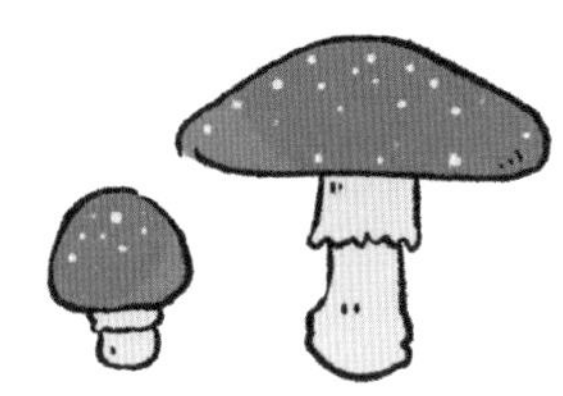

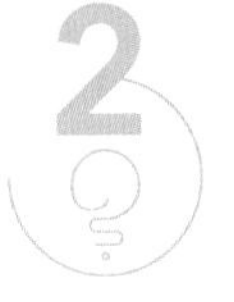

毒蘑菇中毒有什么症状

毒蘑菇中的毒素成分各异，会导致不同的中毒症状，一般可分为：胃肠炎型、急性肝损害型、急性肾衰竭型、神经精神型、溶血型、横纹肌溶解型、光敏皮炎型及混合型 8 种类型。

胃肠炎型毒蘑菇中毒最为常见，其表现为恶心、呕吐及剧烈腹泻，体温不高，病程较短，一般预后较好，但中毒严重者可因脱水及电解质紊乱出现休克、昏迷，甚至死亡。

急性肝损害型毒蘑菇中毒是我国毒蘑菇中毒致死的最主要类型，中毒早期可出现恶心、呕吐等胃肠道症状，多数患者在胃肠道症状好转后有 1~2 天的“假愈期”，随后病情进行性加重，出现明显的肝功能损伤并出现神经系统症状、凝血功能障碍等并发症。

此外，神经精神型毒蘑菇中毒后会看到奇怪景象，会有兴奋、狂躁、幻视、幻听等表现。

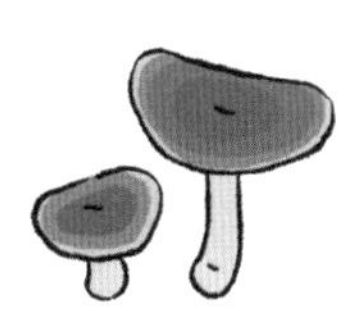

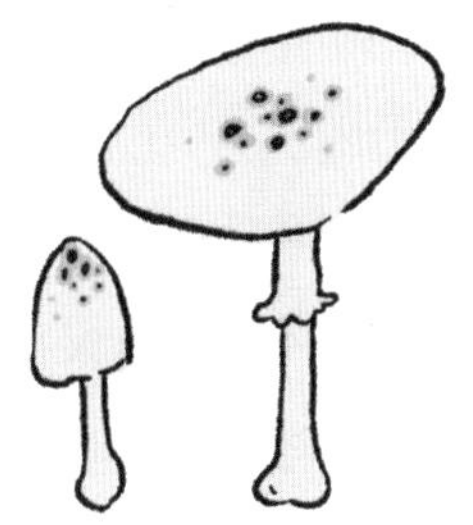

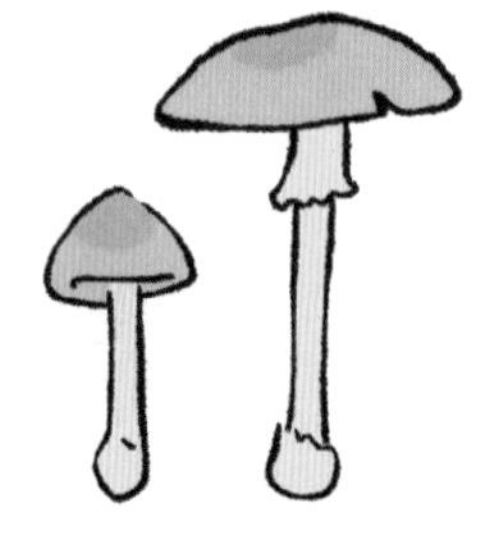

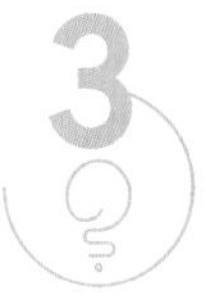

如何预防毒蘑菇中毒

从外形上我们很难将毒蘑菇和可食用野生菌区别开来，因此民间流传的辨别毒蘑菇的方法，如看颜色和形状，看生长环境，用银器辨毒，看分泌物，看有无生蛆、生虫等都不科学。

预防毒蘑菇中毒的根本办法是不要随意采摘、食用或购买野生蘑菇，不可轻信不可靠的鉴别毒蘑菇的方法。

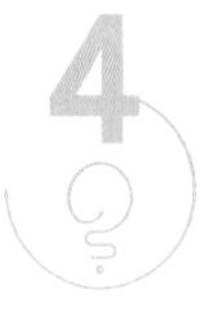

怀疑毒蘑菇中毒怎么办

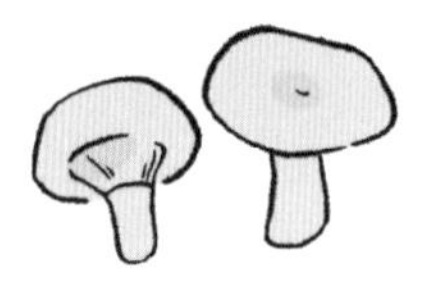

● 立即催吐，及时就医

一旦食用野生蘑菇出现中毒症状，如中毒者意识清醒，可立即进行催吐急救，并尽快就医。若中毒者出现昏迷，则不宜进行人为催吐，以免引起窒息。和中毒者一起食用过野生蘑菇的人，无论是否有中毒症状，都应该就医。

● 留存样品，便于鉴定

就医时最好携带剩余的野生蘑菇样品，以便鉴定蘑菇的种类，确定有效的治疗措施。

最后提醒大家，许多人都喜欢到山区游玩或是散步，见到野生菌请不要随意采摘和食用。如果怀疑吃了毒蘑菇，要及时到正规医疗机构就诊。

Q24

吃蔬菜也有讲究：怎么更好地留住蔬菜营养？

北京疾控提醒您

新鲜的蔬菜营养丰富，但要注意合理烹调。黄瓜、西红柿等可以生食。流水冲洗、先洗后切，水开后下菜，急火快炒，炒好即食，现做现吃，都是留住蔬菜营养的好方法。多吃新鲜蔬菜，腌菜和酱菜不能替代新鲜蔬菜哦。

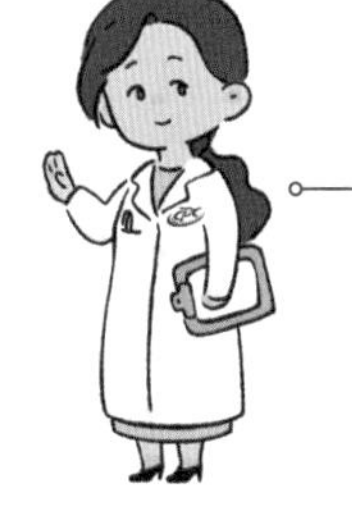

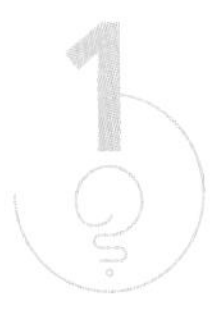

1 新鲜应季

新鲜的应季蔬菜，颜色鲜亮，如同鲜活的、有生命的植物一样，其水分含量高、营养丰富、味道清新。食用这样的新鲜蔬菜对人体健康益处多。

蔬菜放置时间过长，不但水分丢失，口感不好，而且有些营养素也会流失。蔬菜发生腐烂时，还会导致亚硝酸盐含量增加，对人体健康不利。蔬菜，尤其是绿叶蔬菜，最好当天购买当天吃，储存时间不宜太长。

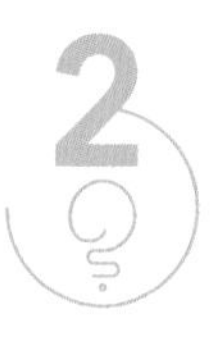

蔬菜生吃

适合生吃的蔬菜，也可作为饭前或饭后的“零食”和“茶点”，既保持了蔬菜的原汁原味，还有益于身体健康。如西红柿、黄瓜、生菜等蔬菜可在洗净后直接食用。

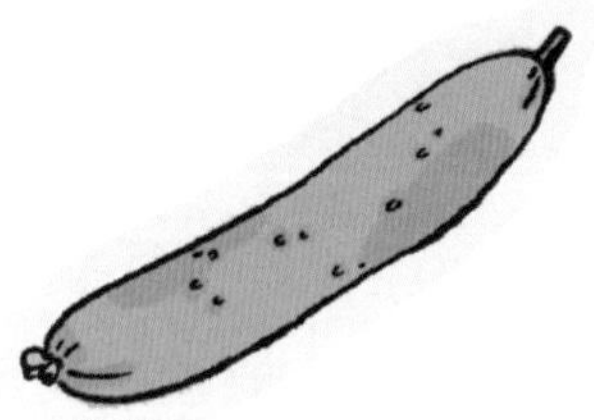

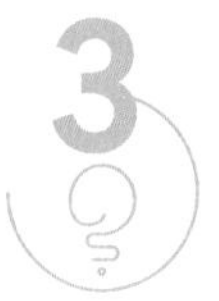

合理加工处理和烹调

加热烹调除了改变蔬菜的口感和形状外，也会造成维生素的破坏，在一定程度上会降低蔬菜的营养价值。所以要根据蔬菜的特性来选择适宜的加工处理和烹调方法，尽可能地保留蔬菜中的营养价值。

● 流水冲洗，先洗后切

尽量用流水冲洗蔬菜，不要把蔬菜在水中长时间浸泡。记得先洗后切，切后再洗会使蔬菜中的水溶性维生素和矿物质从切口处流失过多。洗净后尽快加工处理和食用，最大限度地保留营养素。

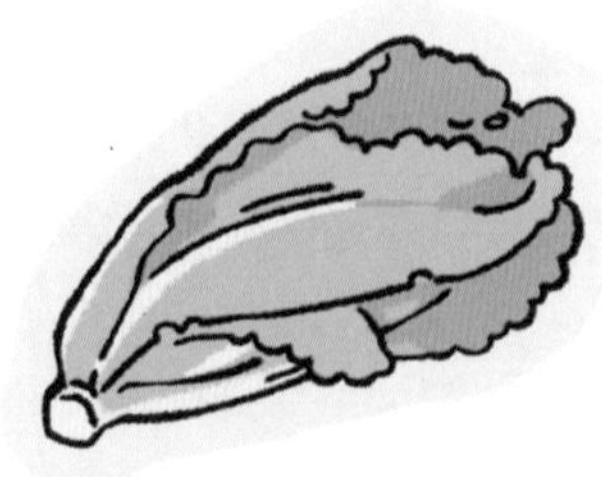

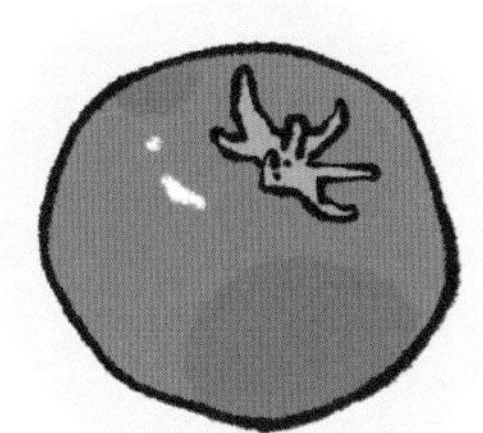

● 水开后下菜

水溶性维生素（如维生素 C、B 族维生素）对热敏感，加热时间过长、温度过高都会加大水溶性维生素的流失。因此掌握适宜的温度，水开后蔬菜再下锅更能“保持营养”。水煮根类蔬菜，可以软化膳食纤维，改善口感，对老年人尤其有益。

● 急火快炒

急火快炒可以缩短蔬菜的加热时间，减少营养素的流失。但是有些豆类蔬菜，如四季豆就需要充分加热，以分解天然毒素。

● 炒好即食

已经烹调好的蔬菜应尽快食用，连汤带菜一起吃。

● 现做现吃，避免反复加热

蔬菜中维生素会随储存时间延长而丢失，反复加热蔬菜还可因为细菌作用导致亚硝酸盐的含量增加。

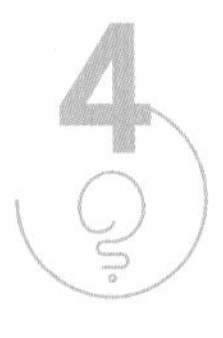

注意事项

● 腌菜和酱菜不能替代新鲜蔬菜

腌菜和酱菜是一种储存蔬菜的方式，也是特色风味食物。但在制作过程中，会使用大量食盐，这样会导致蔬菜中的维生素大量流失。因此，腌菜和酱菜不能替代新鲜蔬菜。少吃腌菜和酱菜，也有利于降低盐的摄入。

● 食用这些蔬菜时，注意减少主食量

土豆、芋头、山药、南瓜、百合、藕、菱角等蔬菜的碳水化合物含量很高，比其他蔬菜提供的能量高一些。因此，在食用这些蔬菜时，要特别注意减少主食的摄入量。

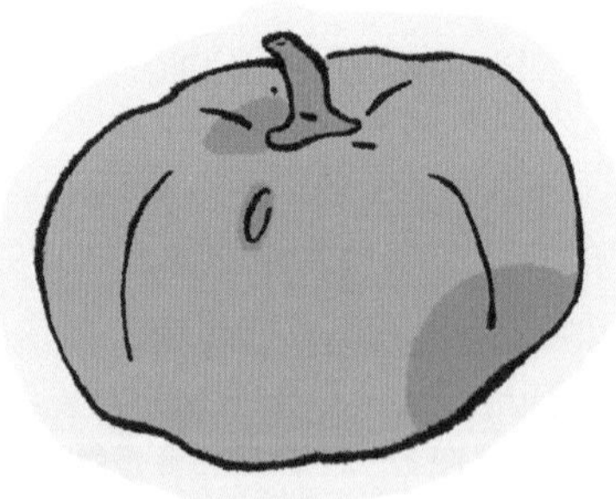

Q25 为什么要多吃蔬菜？吃多少？怎么吃？

北京疾控提醒您

新鲜蔬菜富含众多的营养素，餐餐有蔬菜，合理搭配才能更健康。此外要多吃深色蔬菜，其中富含β-胡萝卜素和多种色素物质，深色蔬菜的摄入量应占蔬菜总摄入量的一半以上。

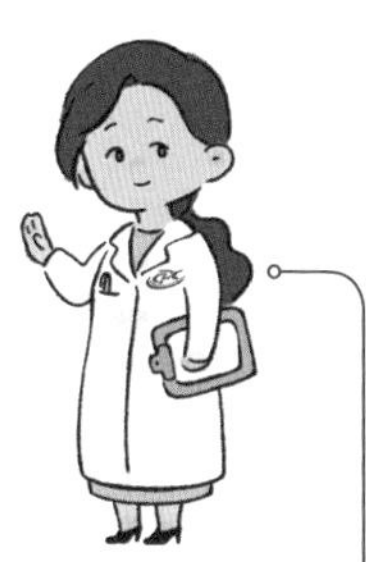

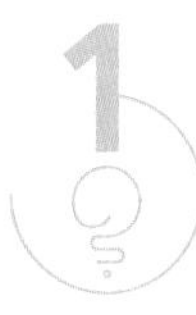

1 您知道为什么要多吃蔬菜吗

新鲜蔬菜水分含量比较多，能量低，是矿物质、膳食纤维和植物化学物的重要来源，是平衡膳食的重要组成部分。

研究表明，富含蔬菜的膳食不仅可以降低中风和冠心病的发生风险及心血管疾病的死亡风险，还可以降低胃肠道癌症的发生风险。

《中国居民膳食指南（2022）》指出，提高蔬菜摄入量，可维持机体健康，有效降低心血管疾病、肺癌和糖尿病等慢性病的发病风险。在不同种类的蔬菜中，深色叶菜、十字花科蔬菜的作用最为明显。目前，我国居民的蔬菜摄入量逐渐下降，基于其营养价值和健康意义，建议增加蔬菜的摄入量。

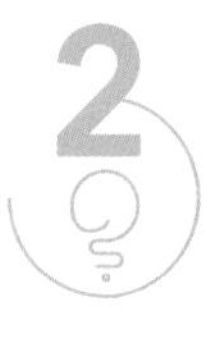

您知道新鲜蔬菜都富含哪些营养吗

新鲜蔬菜是营养的宝库，新鲜蔬菜富含维生素、矿物质、膳食纤维（纤维素、半纤维素、果胶等）和植物化学物；深色叶菜是β-胡萝卜素、维生素C、叶酸、钙、镁、钾的良好来源。

蔬菜的水分较多，新鲜蔬菜含水量一般为65%～95%；其能量低，一般每100g都低于30kcal。

每类蔬菜的营养特点：

嫩茎、叶、花菜类蔬菜（如油菜、菠菜、西蓝花）富含β-胡萝卜素、维生素C、叶酸、矿物质。

深色蔬菜中的β-胡萝卜素、维生素B_2和维生素C含量均较高，含有更多的植物化学物，而且是我国居民膳食维生素A的主要来源。深色蔬菜中还含有其他多种色素物质，如叶绿素、叶黄素、番茄红素、花青素等，以及芳香物质，它们赋予蔬菜特殊的丰富色彩、风味和香气，有促进食欲的作用，并呈现出一些特殊的生理活性。受光合作用影响，叶类蔬菜的维生素含量一般高于根茎类和瓜菜类。

十字花科蔬菜（如甘蓝、菜花、卷心菜等）富含植物化学物，如异硫氰酸盐。

菌藻类（如口蘑、香菇、木耳等）含有蛋白质、多糖、β-胡萝卜素及铁、锌和硒等矿物质，海产菌藻类（如紫菜、海带）中还富含碘。

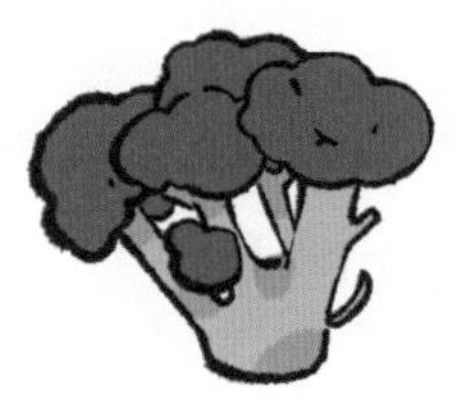

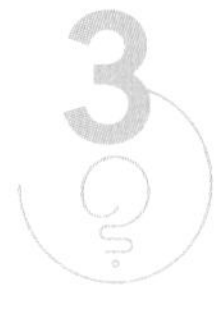

您知道吃多少蔬菜吗

餐餐有蔬菜，深色要过半。《中国居民膳食指南（2022）》建议成人每天摄入300～500g的蔬菜，其中深色蔬菜占一半以上。这些蔬菜要分配在一日三餐中，中餐和晚餐时每餐至少要有2个蔬菜的菜品。

选择多种蔬菜。蔬菜品种很多，不同蔬菜的营养特点各有千秋，只有选择不同品种的蔬菜合理搭配才有利于健康。

建议挑选和购买蔬菜时，品种要多变换，每天至少食用3～5种蔬菜。

在外就餐时，建议蔬菜的量也应占全部食物的一半。

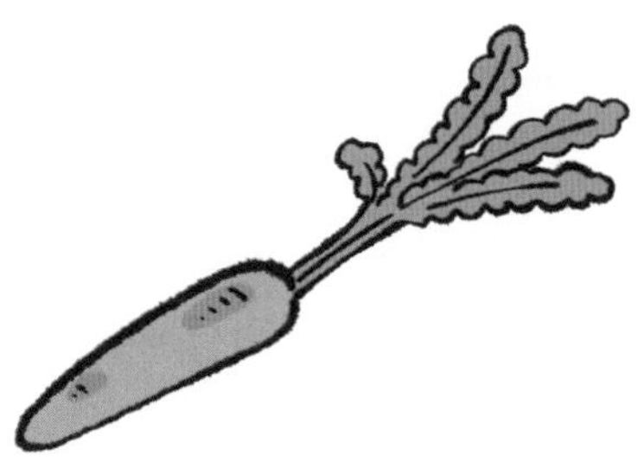

Q26

水果含糖量高，糖尿病患者不能吃吗？

北京疾控提醒您

糖尿病患者不能吃水果是谣言，但怎么吃很关键。糖尿病患者最好选择食物血糖生成指数（GI）低的水果，如樱桃、桃、柚子等。建议糖尿病患者每天可以食用水果 200g 左右，食用时间在两餐之间。

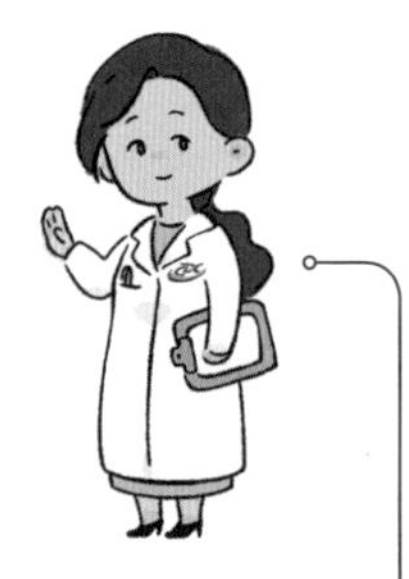

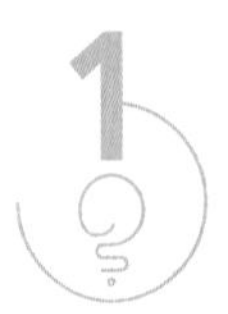

1

糖尿病患者不能吃水果是谣言

没有任何一个国家的糖尿病防治指南中指出，糖尿病患者不可以吃水果。美国对糖尿病患者的饮食建议里，第一条就是要多吃水果和蔬菜。

我们日常食用的大部分水果，主要由水分构成，其次是碳水化合物，也就是我们俗称的“糖”。水果中还含有丰富的维生素、纤维素和微量元素，这些对糖尿病患者是有益的。糖尿病患者是

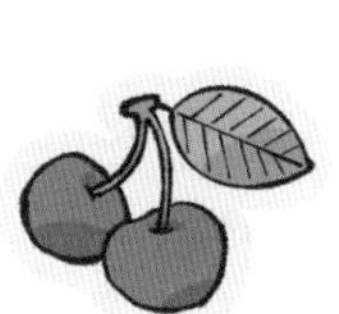
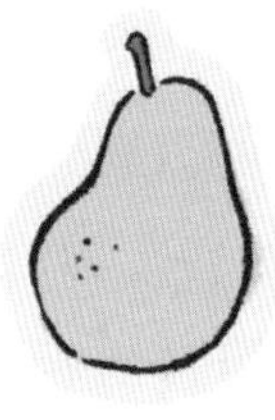

可以吃水果的，但是怎么吃很关键。糖尿病患者吃水果要有所选择。在水果的选择上，可以参考食物血糖生成指数（GI），不要根据口感的甜度来判断含糖量。

GI 表示食物与葡萄糖相比，升高血糖的速度和能力。

2 糖尿病患者可以吃哪些水果

糖尿病患者不能仅凭偏好吃水果，要记住选择低 GI 的水果食用。

水果名称	GI 分类
苹果、梨、桃、李子、樱桃、葡萄、猕猴桃、柑橘、杧果、芭蕉、香蕉、草莓	低
菠萝、哈密瓜、葡萄干、水果罐头（如桃、杏）	中
西瓜	高

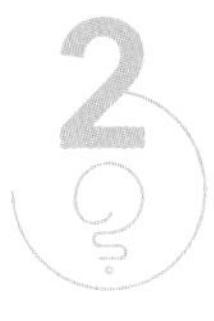

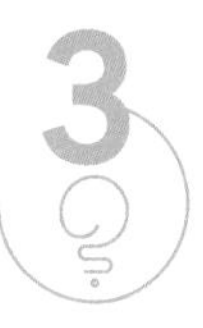

糖尿病患者吃水果有最佳时间

糖尿病患者不是什么时候都适合吃水果。一天当中，为了减少血糖波动，可以选择在两餐之间吃水果。如果血糖近期控制得不好，可以暂时不吃水果。只要种类适当、食用量适宜、食用时间把握得好，糖尿病患者是可以吃水果的。

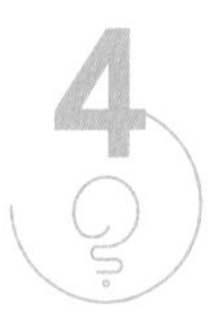

糖尿病患者每天吃多少水果合适

糖尿病患者吃水果也要注意量。即使是低 GI 的水果，也不是想吃多少都可以的。通常建议糖尿病患者每天可食用水果 200g（4 两）左右，同时应减少主食 25g（半两）左右。

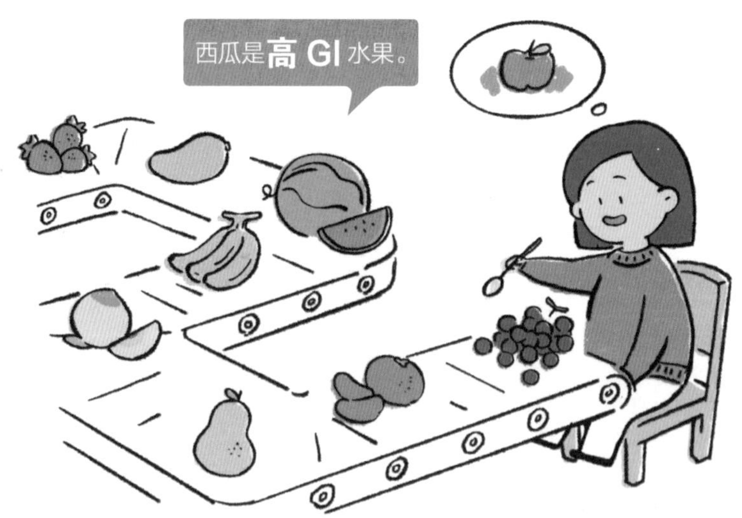

Q27

您懂喝酸奶的那些事儿吗？

北京疾控提醒您

酸奶是由牛（羊）奶经添加微生物发酵而成的，保留了生鲜乳的营养成分，但酸奶的营养成分更容易吸收。除发酵乳、酸乳、风味发酵乳、风味酸乳外，其他名字的相关乳饮品都不是酸奶，只能算是含乳饮料或乳酸菌饮料。

酸奶现在被很多人当作健康食品，它口感丝滑，是蛋白质和钙的良好来源，适当食用对身体健康有一定的促进作用。但是，您真的了解酸奶吗？您知道怎么喝酸奶才健康吗？

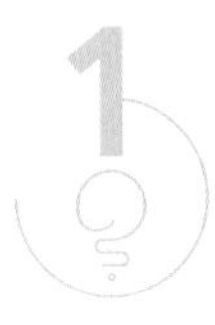

1 什么是酸奶

酸奶是由牛（羊）奶经添加微生物发酵而成的。酸奶的叫法其实是一个俗称，大家平常在酸奶包装上看到的诸如 ×× 老酸奶、×× 酪乳等名称只是商品名。此外，还有一些含乳饮料容易混淆视听，重要的是要看懂食品标签上的产品类型（产品种类），这才是它真正的属性名称，决定了它是不是酸奶。

GB 19302—2010《食品安全国家标准　发酵乳》中列出了酸奶的4 种产品类型、标准名称和定义。

+ **发酵乳：**以生牛（羊）乳或乳粉为原料，经杀菌、发酵后制成的 pH 值降低的产品，蛋白质含量≥ 2.9g/100g。
+ **酸乳：**以生牛（羊）乳或乳粉为原料，经杀菌、接种嗜热链球菌和保加利亚乳杆菌（德氏乳杆菌保加利亚亚种）发酵制成的产品。
+ **风味发酵乳：**以 80% 以上生牛（羊）乳或乳粉为原料，添加其他原料，经杀菌、发酵后 pH 值降低，发酵前或后添加或不添加食品添加剂、营养强化剂、果蔬、谷物等制成的产品，蛋白质含量≥ 2.3g/100g。
+ **风味酸乳：**以 80% 以上生牛（羊）乳或乳粉为原料，添加其他原料，经杀菌、接种嗜热链球菌和保加利亚乳杆菌（德氏乳杆菌保加利亚亚种）发酵前或后添加或不添加食品添加剂、营养强化剂、果蔬、谷物等制成的产品。

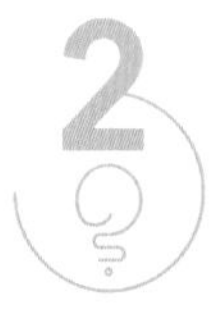

酸乳和发酵乳怎么区分

简单来说，发酵乳是一个大概念，酸乳是发酵乳的一种。酸乳的发酵菌种有嗜热链球菌和保加利亚乳杆菌两种；发酵乳则不只限于这两种菌种，只要菌种为我国卫生行政部门批准使用的菌种都可以。

请注意，除发酵乳、酸乳、风味发酵乳、风味酸乳外，其他类型的相关乳品都不是酸奶，只能算是含乳饮料，如果要喝酸奶，大家在选购时要加以区分。

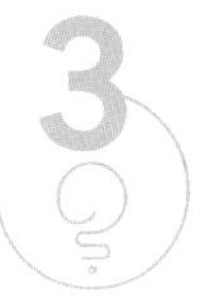

酸奶比牛奶更有营养吗

酸奶由生牛（羊）乳或乳粉发酵而成，保留了生鲜乳的营养成分，且在发酵过程中乳糖被微生物水解消耗，对于乳糖不耐受的人来说是一个不错的选择。蛋白质、脂肪水解产生的小的肽链、氨基酸、乳酸和脂肪酸等，使酸奶更易消化和吸收，有效提高了钙、铁、锌等物质的吸收率。因此，酸奶是人体蛋白质和钙的良好来源。

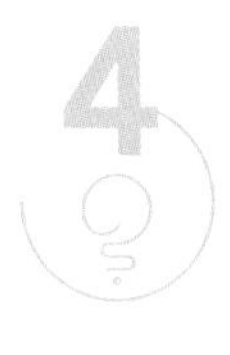

普通酸奶、老酸奶和熟酸奶的区别大吗

简单来说，普通酸奶是把生牛（羊）乳经过杀菌，然后添加菌种直接发酵而成，属于搅拌型酸奶，先发酵后罐装。

老酸奶是凝固型酸奶，先罐装后发酵，可加入果胶、明胶等物质帮助酸奶维持固体状态，让酸奶的口感更醇厚。

熟酸奶（烧酸奶或炭烧酸奶）的制作工艺与普通酸奶不同，先进行几个小时的低温烹煮，之后再添加菌种进行发酵，颜色为淡褐色，喝起来比普通酸奶口感更细腻，奶香味也更浓郁一些。变为淡褐色是因为原奶中的糖类和蛋白质在高温环境下会生成棕褐色物质，产生焦香气味，这是广泛存在于食品工业的一种非酶褐变，即美拉德反应，这种颜色是天然形成的，所以可以安全食用。

总之，这几种酸奶的制作工艺和口感有所不同，但营养成分差别不大。

配料中用得越多的原料顺序越靠前，此配料表中第一位的是“**生牛乳**”。

纯净

发酵乳

产品类型：发酵乳

配料：

生牛乳、保加利亚乳杆菌、嗜热链球菌、乳酸乳球菌双乙酰亚种。

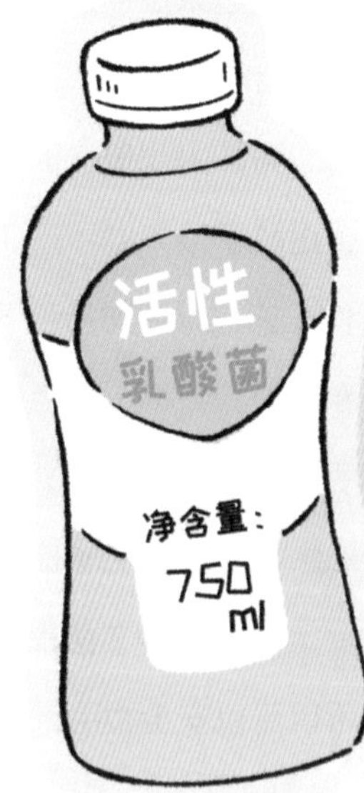

产品类型：乳味饮料

配料：

水、脱脂奶粉、白砂糖、果葡糖浆。

此配料表中第一位的是“**水**”。

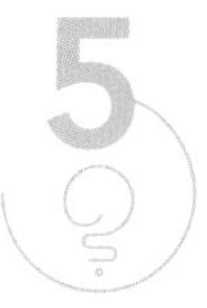

靠喝酸奶减肥靠谱吗

喝酸奶能不能减肥，关键还是要看食品配料和营养成分表。需要提醒大家的是，配料中用得越多的原料顺序越靠前。

市面上有的酸奶加入了较多的糖、稀奶油（稀奶油 + 脱脂牛奶 = 全脂牛奶）等，如果想减肥，营养成分表中糖（碳水化合物）、脂肪、能量越少越好，蛋白质相对多一些，这样的酸奶产品才有助于控制体重。

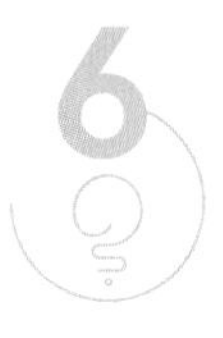

每天应该喝多少酸奶才健康

《中国居民膳食指南（2022）》推荐每天摄入奶及奶制品 300～500g，相当于每天摄入 300～500ml 液态奶。因此，早餐一杯牛奶（200～250ml），午餐或晚餐加一杯酸奶（100～125ml）即可，或者每天喝 2～3 杯酸奶，对于儿童来说，早餐也可以吃 2～3 片奶酪。

乳制品按照与鲜奶的蛋白质比换算：100g 鲜牛奶的蛋白质含量 =100g 酸奶的蛋白质含量 =12.5g 奶粉的蛋白质含量 =10g 奶酪的蛋白质含量。各种乳制品可以互换，大家灵活掌握。

Q28 您了解食品标签上的秘密吗？

北京疾控提醒您

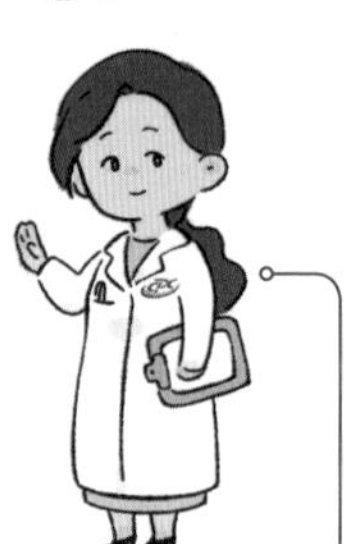

挑选食品时，关注配料表很重要，一般配料表最前面的一项是这个食品的主要原材料。除此之外，还要关注营养成分表中能量、脂肪、钠等的含量，它们和饮食健康有关。

人们对于食品的选择朝着更加健康、理性的方向发展。食品标签不仅传达产品信息，也传达健康信息。

低能量、低脂、低盐、低糖、高膳食纤维、天然、无添加……面对琳琅满目的食品类型，没点小常识还真不知道如何选择，一不小心就容易掉入“陷阱”。

下面教大家一些小妙招，来更好地挑选适合自己的食品。

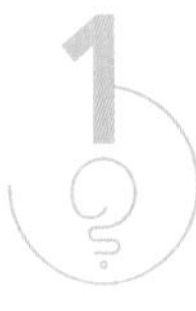

1 此牛奶非彼牛奶

【案例】有位小朋友特别爱喝香蕉牛奶，但家里没有了，于是姥爷赶快去超市购买，买回来后乐呵呵地对孩子妈妈说：“你看我买的‘香蕉牛奶’比你买的便宜好多呢。”孩子妈妈说：“国产的同类的产品价格应该差距不大呀。”

于是孩子妈妈疑惑地拿来一看，原来玄机在此。两款产品外观上有点相似，都写有“香蕉”和“牛奶”，殊不知姥爷买的产品多了两个字“饮品”，因此价格也大相径庭，其产品本身也是有差距的。

首先，看产品名称及属性。一个叫香蕉牛奶，产品的真实属性是灭菌调制乳；另一个叫香蕉牛奶饮品，真实属性是含乳饮料。从产品的属性上来看就有不同，一个属于乳制品，另一个属于饮料类。

其次，看产品配料表。香蕉牛奶配料表的第一位是生牛乳，而香蕉牛奶饮品的则是水。排在配料表最前面的原料是这个产品的主要生产原料，决定着这个产品的属性和品质。

最后，再看营养成分表。含乳饮料由于添加了一定量的水，所以蛋白质和脂肪含量相对较低，而调制乳的蛋白质和脂肪含量则相对较高。

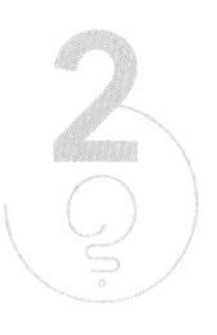

谨防“非常健康”的食品

【案例】有一位正在减肥的人士，当食欲战胜意志力的时候，急不可待地跑到超市，挑选想吃的零食，拿起这个、放下那个，怎么能量和脂肪的 NRV% 数值（能量或营养成分含量占相应营养素参考值的百分比）都这么高呢？这时，他突然发现一款木薯薯片，能量和脂肪的 NRV% 数值都很低。

于是他内心一阵狂喜，买回去津津有味地吃了起来，满足自己的食欲之后，拿起薯片一看，才发现这款木薯薯片的营养成分表中标注的是每 25g 食品含有的能量和脂肪，而之前自己买的零食标注的是每 100g 含有的能量和脂肪，足足有 4 倍的差距。

因此，我们不只要关注营养成分表中具体的 NRV% 数值，还要关注标注的单位。有时候生产厂家只在成分表中标注每份食物的 NRV% 数值，这时我们还要在邻近的地方寻找每份到底是代表多少食物。

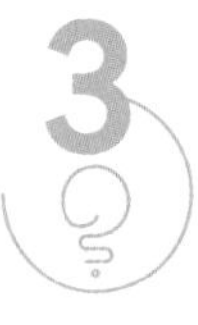

食品的“味”很重要

食品的色香味很重要，这是人们选择食品的重要依据，但是这里说的“味”并非味道的“味”。当食品风味仅来自所使用的食用香精和香料时，不应直接使用该配料的名称来命名，需要加上“味”这个字，比如草莓味 × ×、香蕉味 × ×。

+ **“草莓味 × ×”**：表明该食品中仅添加了草莓风味的香精和香料。

+ **“草莓 × ×”**：表明该食品中添加了草莓果肉或果浆。

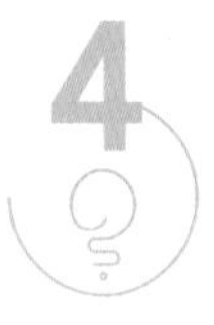

警惕食品中的“隐形”盐

《中国居民膳食指南（2022）》建议居民降低每日的盐摄入量，每日盐摄入量控制在 5g 以下。尤其是高血压患者，尽量选择含盐量低的食品。

一些看似没有盐的食品其实并不是真正的无盐，比如看似平淡无味的挂面每 100g 含有 650mg 左右的钠，甜甜的面包每 100g 也含有 276mg 左右的钠。因此，我们还是要根据自己的健康需求“盐”选食品。

食品标签是向消费者提供食品配料、营养信息和特性的说明，也是消费者直观了解食品成分组成、营养组成的有效方式。食品标签引导消费者合理选择预包装食品，促进公众膳食营养平衡和身体健康，保护消费者的知情权、选择权和监督权，因此消费者要关注食品标签，关注自己的健康。

Q29

您能打开点外卖的正确方式吗？

北京疾控提醒您

点外卖需要关注食品安全，选择优质的商家，注意营养均衡，要尽可能点少油少盐的食物。

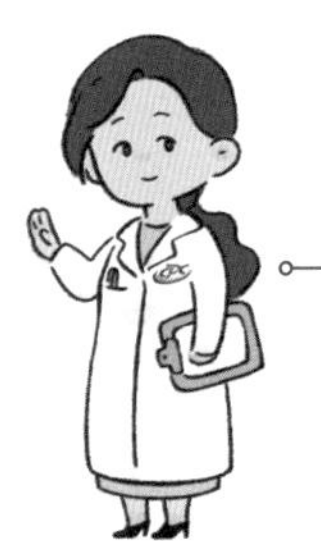

手机打开，手一滑，足不出户，就可以享受到丰盛的美食，如此方便快捷的就餐方式，越来越受到年轻人的青睐。外卖平台数据统计，午餐点餐的前三位是：西式快餐、盖浇饭、米粉及米线。如何将外卖吃得健康、吃得营养、吃得安全，也是有诀窍的。

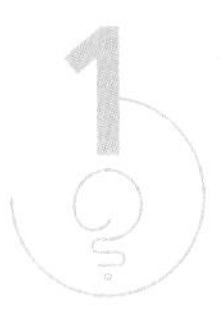

点外卖的健康原则

● 食品安全摆在首位

点餐时，要选择有口皆碑的优质商家，这样无论是食材的挑选、后厨的卫生，还是厨师的健康资质，都是有保障的。在餐前，一定要使用流动水和洗手液洗手。如果和他人拼餐，要准备公筷、公勺。

● 外卖餐食的搭配

我们的日常膳食一般由谷薯类、蔬菜和水果类、动物性食物、奶类、大豆和坚果类构成。

点外卖时，主食要做到粗细搭配，适当增加粗杂粮；副食要做到荤素搭配及色彩搭配，其中深色蔬菜要占蔬菜总量的一半以上。

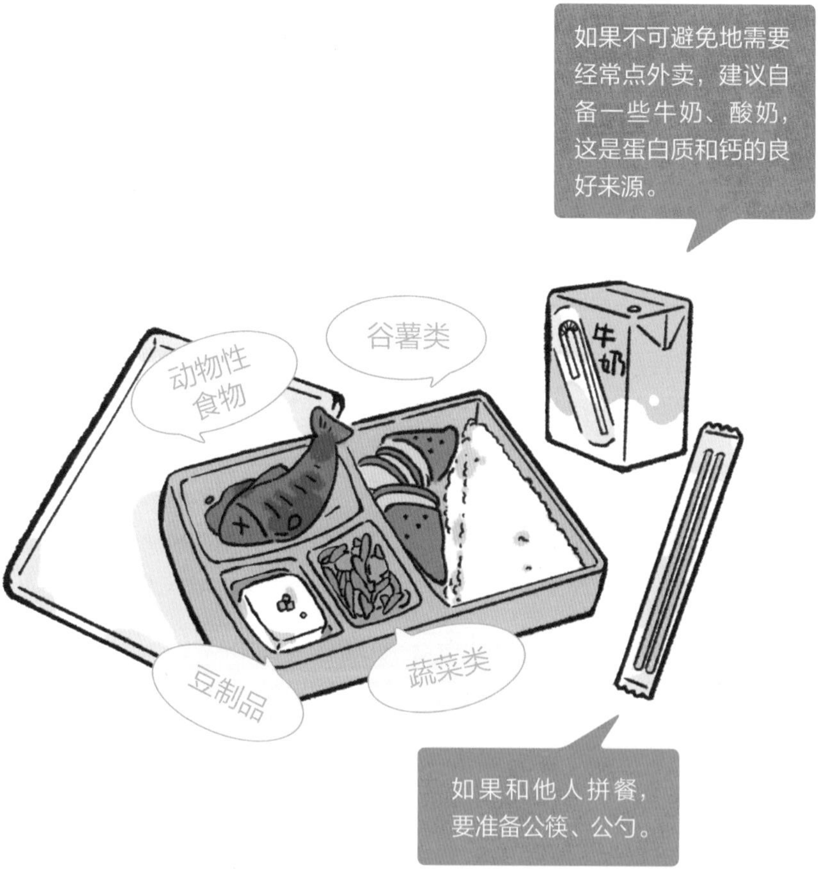

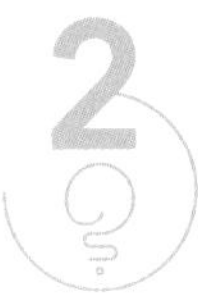

丰富外卖食物种类

点外卖时可以选择小份的食物，同时多点几样，荤素搭配，和同事拼餐，这样就可以尽可能增加摄入食物的种类。

如果今天点餐时的主食选择白米饭，那明天就选择二米饭、八宝饭等。杂粮、豆类富含膳食纤维、B 族维生素和矿物质，可以促进肠道蠕动。豆类还富含谷类蛋白质缺乏的赖氨酸，是与谷类蛋白质互补的天然理想食品。

如果今天副食肉类选择的牛肉，明天就换成禽肉、鱼肉。建议优先选择鱼肉，其次是禽肉，最后是畜肉。因为鱼肉和禽肉的脂肪含量相对较低，含有较多的不饱和脂肪酸，对预防血脂异常和心脑血管疾病有一定作用。

如果今天的副食蔬菜选择的是叶菜、十字花科蔬菜（如油菜、西蓝花、甘蓝），明天就换成鲜豆类（如豌豆、豆角）、菌藻类（如金针菇、木耳、紫菜）等。蔬菜中富含维生素、矿物质、膳食纤维，且能量低，可以满足人体微量营养素的需要，有助于保持人体肠道的正常功能，降低慢性病的发病风险。

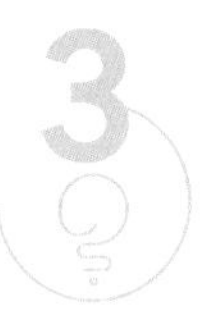

清淡饮食防疾病

我们在点餐时，可以关注餐食里是否有酱汁、酱料等，要求商家单独盛放调味料，不要与饭菜混放，这样酱汁和酱料放多少就可以由自己做主。

另外，像鸡精、味精、辣椒酱等，钠的含量都相对较高，不管是点外卖，还是家庭自制菜肴，我们都应避免摄入过量的钠，从而降低高血压的发病风险。

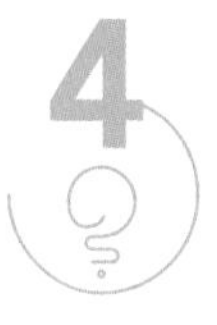

少油烹调助健康

点外卖时，优先选择蒸、炖、煮、烤或凉拌的菜品，而不是油炸、油煎的菜品，这样使用油的量就会少一些。蒸制的蒜泥茄子比地三鲜中的茄子要更加健康；吃 白灼虾 比 软炸虾 摄入的油更少，且白灼虾保存了更多的营养素。

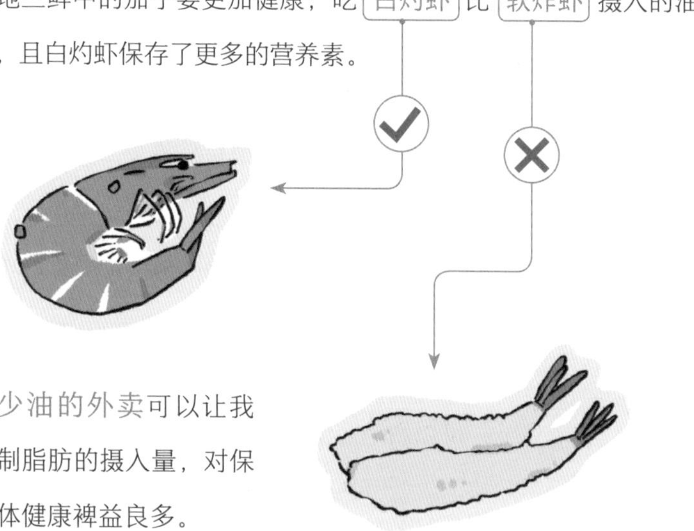

少油的外卖可以让我们控制脂肪的摄入量，对保持身体健康裨益良多。

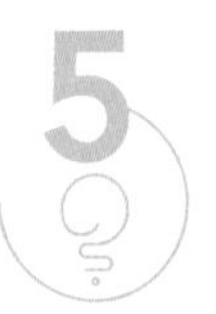

自备健康小零食

如果不可避免地需要经常点外卖，建议自备一些牛奶、酸奶、原味坚果、水果等小零食，这样不管是加餐，还是饿了的时候临时垫一垫肚子，都是健康又美味的选择。

Q30 如何为孩子选择靠谱的零食？

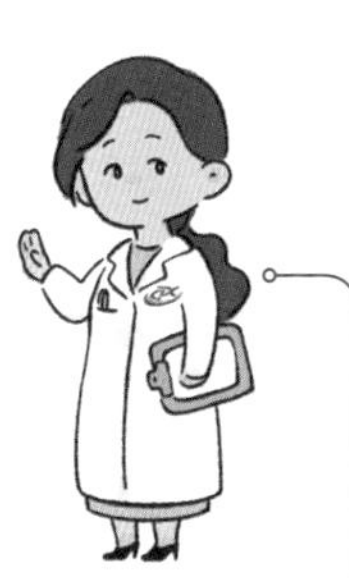

北京疾控提醒您

孩子是可以吃零食的，但是要学会为孩子挑选零食。家长要关注零食的营养标签，为孩子选择健康的零食，并根据不同的零食设置合理的食用量。

孩子不能吃零食吗？不仅可以吃，而且只要吃得对，对孩子还是很有帮助的！

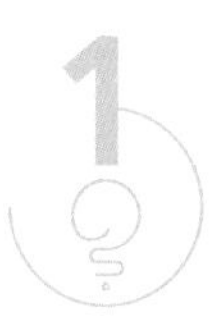

1 什么是零食

一日三餐以外的其他时间吃的，以及除了水以外的喝的都叫作零食。许多家长一听到“零食”这两个字就认为是不健康的、不能吃的，其实孩子是可以吃零食的，需要关注的是零食的种类和食用时间，家长要学会为孩子挑选零食。

可经常食用（每天吃）的零食是含有丰富营养素，少油、少盐、少糖的，例如奶类、水果和原味坚果等。注意这里的水果是指整果而不是果汁。

适当食用（1 周 1~2 次）的零食是有一定的营养价值，含有或添加中等量油、盐、糖的，例如苹果干、饼干、肉干等。

限量食用（1 周不超过 1 次）的零食是营养价值低，高油、高盐、高糖的，例如果脯、炸薯条、碳酸饮料、奶糖等。（参见《北京市中小学生健康膳食指引》）

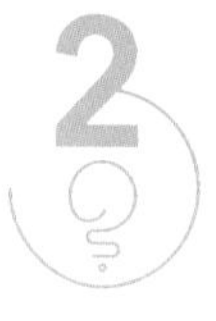

营养标签上的大秘密

● 纯牛奶和含乳饮料大不同

纯牛奶的配料表中只有生牛乳，而含乳饮料的配料表中第一位是水，相当于用大量的水稀释了牛奶，营养价值当然没法和纯牛奶相比了。很多的含乳饮料里面是额外添加了糖和食品添加剂的。所以不要被 “含乳”或“含奶”的标签迷惑了！

纯牛奶		
营养成分表		
项目	每 100ml	营养素参考值 %
能量	297kJ	4%
蛋白质	3.5g	6%
脂肪	4.2g	7%
碳水化合物	4.8g	2%
钠	60mg	3%
钙	110mg	14%

含乳饮料		
营养成分表		
项目	每 100ml	营养素参考值 %
能量	219kJ	3%
蛋白质	1.2g	2%
脂肪	1.5g	3%
碳水化合物	8.4g	3%
钠	80mg	4%

● 小心隐藏的钠

加工过的坚果往往钠含量过高，例如下面这两种零食对比，我们应选 A 零食，即原味的坚果。

A 零食——原味的坚果		
营养成分表		
项目	**每 100g**	**营养素参考值 %**
能量	2603kJ	31%
蛋白质	27.4g	46%
脂肪	51.8g	86%
碳水化合物	15.8g	5%
钠	8mg	0%

B 零食——加工过的坚果		
营养成分表		
项目	**每 100g**	**营养素参考值 %**
能量	2505kJ	30%
蛋白质	27.0g	45%
脂肪	50.2g	84%
碳水化合物	16.5g	6%
钠	1230mg	62%

坚果虽好，但是不能吃得太多。坚果中富含淀粉类和油脂类，属于高能量的食物，吃多了会造成孩子总能量摄入超标。

● 减少添加糖的摄入

棒棒糖、蛋糕、含糖饮料、冰激凌等，这些食品中都有添加糖的身影。糖会附着在牙齿上，与口腔里的细菌发酵产生酸，酸会腐蚀牙釉质，造成牙齿的钙质流失，容易让孩子形成龋齿。

孩子一日三餐的热量已经足够了，额外的糖果、糕点和含糖饮料等会进一步快速增加体内的热量，日积月累，就容易引起超重、肥胖等各种健康问题。

我们要控制添加糖的摄入量，每天不超过 50g，最好控制在 25g 以下。

+ 巧用营养标签，首选无糖或低糖食品。
+ 降低添加糖的摄入频率，预防慢性疾病发生。
+ 吃完甜食一定要好好刷牙，防止龋齿。

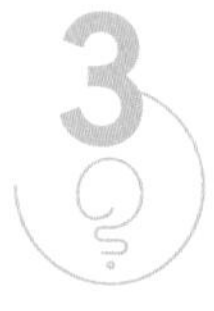

3 控制吃零食的量，养成好习惯

要控制孩子吃零食的量，不宜过多，以免影响正餐的食欲和食量。吃零食的时间也不要和早、中、晚饭离得太近，应相距一个半小时到两个小时为最佳。比如上午 9—10 点，下午 3—4 点孩子可以适当吃一些零食，但每天吃零食不要超过 3 次，而且在看电视、玩耍的时候或晚上睡觉前 1 小时内不要吃。

孩子在吃完零食后要记得漱口，早上起床和晚上睡觉前必须要刷牙。

孩子吃零食要适量，要选择健康的零食，比如牛奶、水果、原味坚果等。

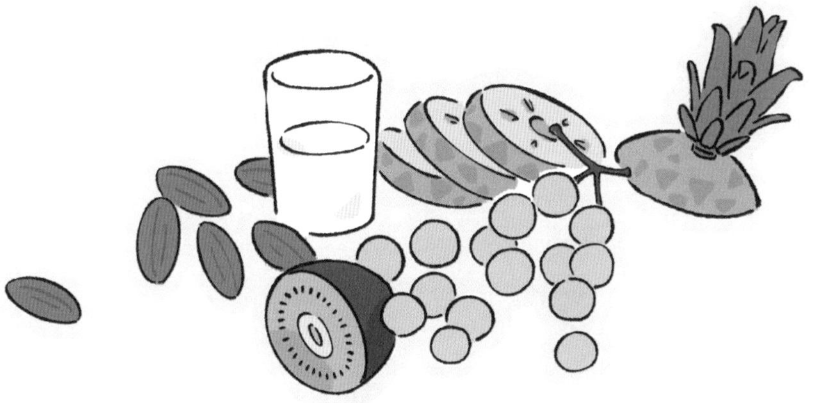

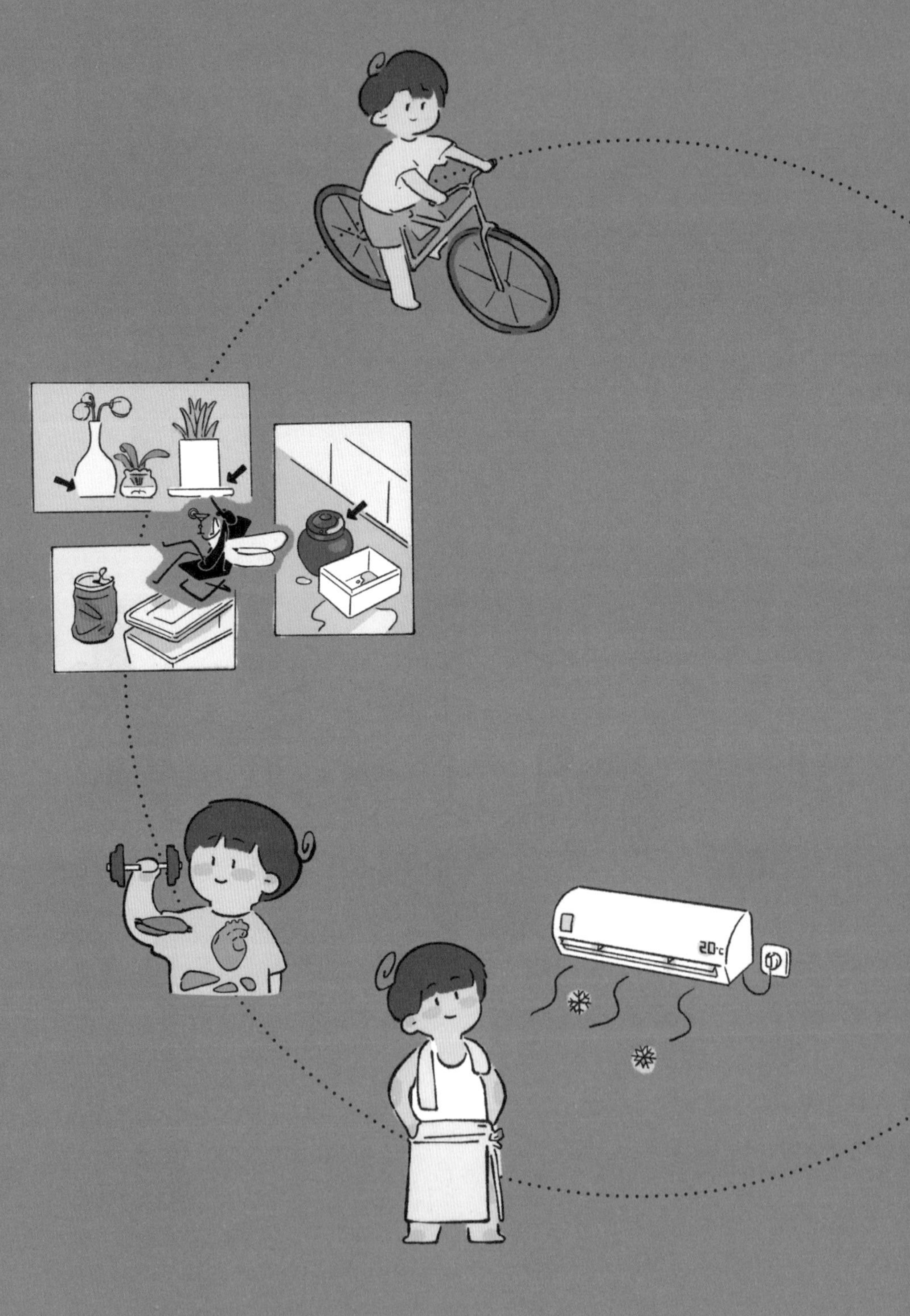
20°C

第三章

生活与健康

Q31

如何消灭家里的“小强”？

北京疾控提醒您

蟑螂，也就是人们常说的“小强”，喜爱温暖、潮湿、食物丰富和多缝隙的环境，为了居家环境卫生的净化和为家人建立居家安全感，我们要提前准备，了解蟑螂的习性，通过合理使用粘蟑纸、胶饵，并配合必不可少的环境清洁、堵洞抹缝，让家庭灭蟑不再成为难事。

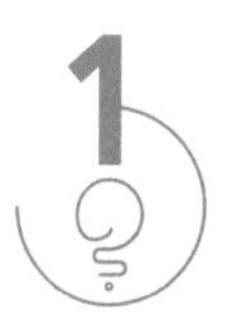

1 北京地区常见的蟑螂种类

德国小蠊：德国小蠊是北京地区家居环境中最常见的蟑螂，它体形小，繁殖快，广泛栖居于室内的各类环境中，比如厨房中的食品柜、碗柜、各类杂品柜、瓷砖缝隙、水池下面等，卫生间内浴缸和洗脸池周围的缝隙、壁橱、镜箱及背后缝隙等；客厅及卧室的柜子、抽屉、床下等；冰箱、微波炉、饮水机、电脑、电话机等电器设备中。

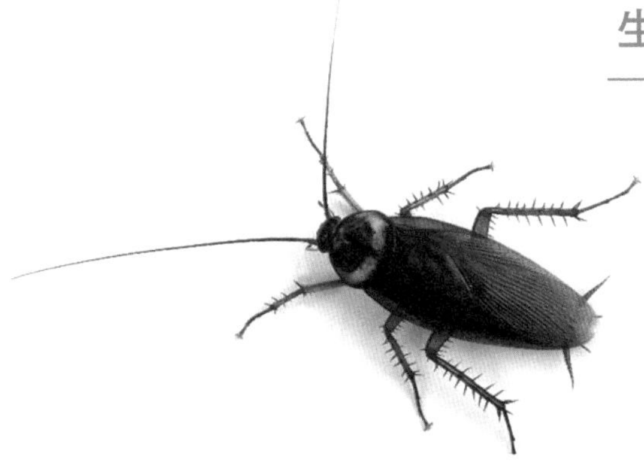

美洲大蠊：美洲大蠊是个体较大的一种蟑螂，在北京地区主要分布在下水道系统，在家庭中主要藏匿于卫生间的水槽、排水口、浴缸及厨房水池附近。

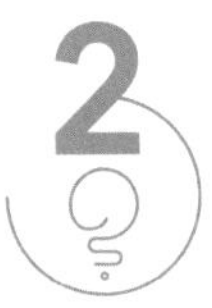

蟑螂的危害

+ 机械性传播多种病原体。
+ 诱发过敏性鼻炎、哮喘等过敏性疾病。
+ 偶尔钻入人的耳道。
+ 污染环境与食物。
+ 危害家用电器和电子设备。

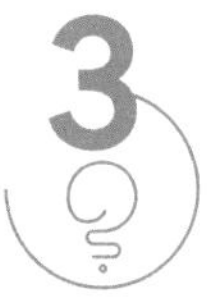

蟑螂的综合防治

采取综合防治措施，才能将蟑螂的危害降低到不足为害的水平，单靠一种方法和一种杀虫剂达不到理想的灭蟑效果。

● 环境治理

环境治理是灭蟑的基本措施。

首先，“八查”蟑螂栖息地，即一查桌、二查柜、三查椅、四查口（下水道口）、五查池（洗涤池）、六查案（食品加工案板）、七查缝（各类缝隙）、八查堆（杂物堆）。及时清理厨余垃圾、杂物和卫生死角，定期检查、清理电器如电冰箱、电烤箱、微波炉、饮水机等内部及周围环境。

其次，完善防护措施，避免蟑螂入侵。“封六缝”：对墙壁、地板、门框、窗台（框）、水池和下水道等处的孔洞和缝隙用水泥、硅胶等材料堵塞、封闭；“堵三眼”：封堵水管、煤气管、暖气管等管道穿墙导致的孔眼。

最后，对进出室内的物品（如快递、搬家物品）进行检查。将快递拆封后，其包装应尽快移出室内，防止带入蟑螂及其卵鞘。

● 物理灭蟑

用粘蟑纸灭蟑属于物理灭蟑方法，具有无污染、效用长的特点。可在粘蟑纸上放置少量蟑螂喜食的食物性引诱剂（如面包渣、咖啡末儿等）。粘蟑纸应放置在干燥的环境里，要注意防潮，避免水冲。只要粘蟑纸还有黏性，就可以继续使用。

如果粘到少量蟑螂，不要将粘蟑纸立刻扔掉，因为蟑螂有聚集习性，所以留一些用过的粘蟑纸可以引诱更多蟑螂，因此效果更好。待粘到的蟑螂覆盖了粘蟑纸三分之一以上，可将粘蟑纸对折，装入塑料袋后密封，投入其他垃圾，也可在确保安全的情况下用火烧掉。

● 化学灭蟑

杀蟑胶饵属于胃毒剂，可用于化学灭蟑，施用时要遵循“量少、点多、面广”的原则。将杀蟑胶饵以点状散布于蟑螂经常出没的各类地方及隐蔽处，如各种缝隙、边角、孔洞、橱柜转角、电器设备内部等阴暗不易触及之处，尽可能接近蟑螂的栖息场所。施药量根据蟑螂的多少进行适当调整。

蟑螂多的地方（如厨房、餐厅），每隔 10cm 点一个点，每个点约绿豆粒大小。

蟑螂少的地方（如客厅、卧室），每隔 15～20cm 点一个点。

每克胶饵可点出 3～5 个点。以面积为 15m^2 的厨房为例，蟑螂危害严重的话可点布 30g 胶饵。如果施药合理，7 天后可见明显的灭蟑效果，但药物须持续至少 14 天。蟑螂取食胶饵后，3～7 天是死亡高峰，因此在点布杀蟑胶饵后的 1～3 天内，仍有可能看到蟑螂活动。蟑螂取食胶饵后中毒死亡数量会逐渐增多，要及时清理各类蟑迹（蟑螂尸体、蜕皮、粪便、卵鞘等），以免复发。

家庭灭蟑时重点在以下部位点布杀蟑胶饵：

+ 橱柜边缘或抽屉内部。
+ 餐桌下面及周边角落和缝隙。
+ 冰箱、微波炉、烤箱背部或底部缝隙。
+ 装饰线条或墙板缝隙。
+ 燃气灶、油烟机边缘和转角。
+ 水管等各类管道附近及周边。
+ 空调机或门窗边框。
+ 挂钟、镜子或其他壁挂物品后面。
+ 洗碗池周边及下面的橱柜内部。

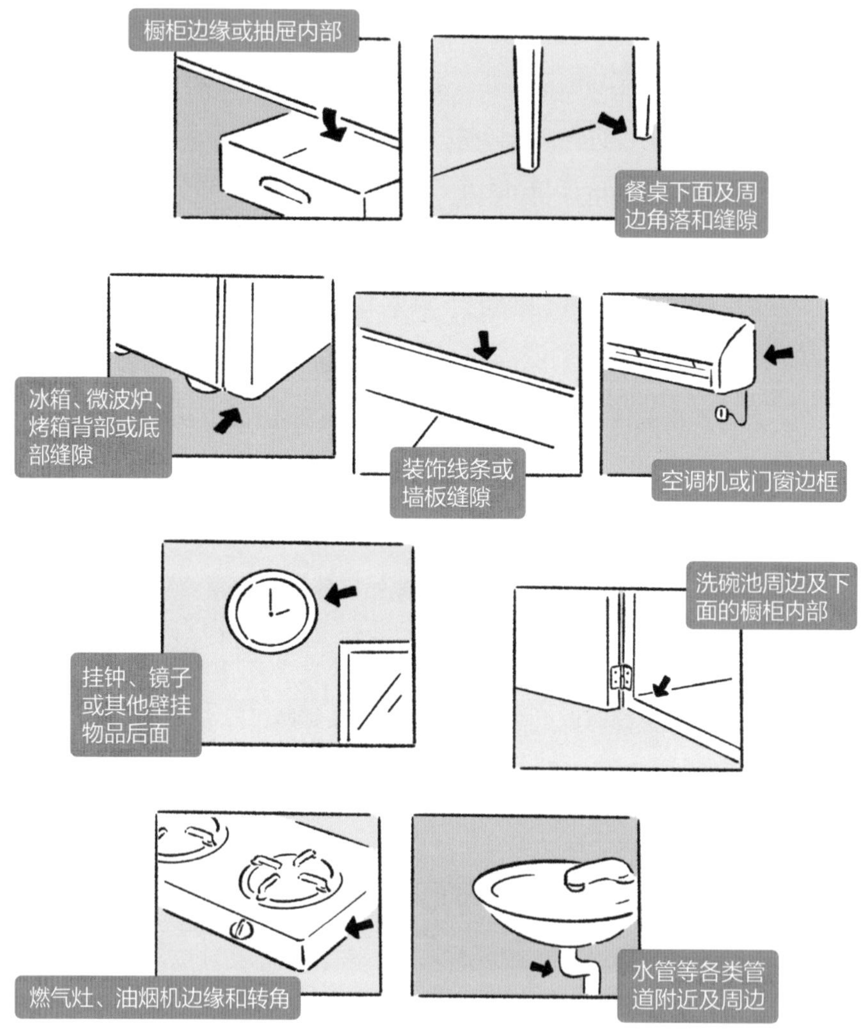

● 安全须知

为保证灭蟑效果，灭蟑期间药物至少要保留1~2个月。同时，要收藏好食品，及时清除垃圾。灭蟑期间应注意安全，如果家中有儿童或宠物（如猫、狗），应注意将胶饵放置在不易被儿童和宠物接触到的地方，以免误食。

Q32 夏天如何免受蚊虫“骚扰”？

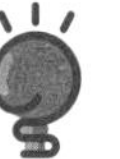

北京疾控提醒您

蚊虫叮咬让人难受。蚊虫喜欢藏在植物容器、小型积水及闲置和废置器具里。驱蚊液对驱蚊能起大作用，挑选驱蚊产品要做到“一看”“二选”“三用”。

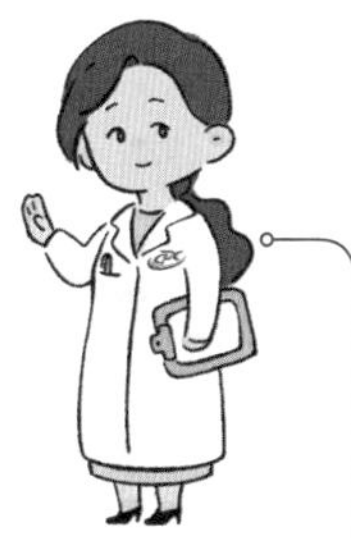

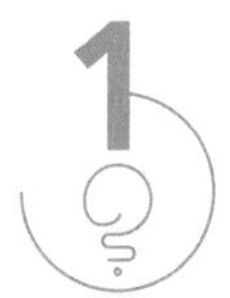

1 蚊虫滋生地

您有没有遇到这样的情况：家里的纱窗、门关得严严实实，喷药、点蚊香、喷花露水等各种方法轮流使用，还是遭到蚊虫的“花式骚扰”，令人苦不堪言。其实，家里家外的犄角旮旯里都藏着蚊虫！

● 植物容器

家里的插花瓶、种养水生植物的容器，容易滋生蚊子幼虫，发现幼虫后，要尽快采取“灭蚊三步法”：换水—洗净植物根部—彻底清洗容器内壁。

● 小型积水

不起眼的小型积水处，如花盆托盘、植物的茎叶等也不可忽视。雌蚊每饱吸一次血就能产一次卵，一生可产卵 6～8 次，每次产卵 200～300 粒，每消灭一只蚊子幼虫就相当于消灭了上千只蚊子。

● 闲置和废置器具

房前屋后闲置的咸菜坛子，很多人舍不得扔，还有居家常用的水桶、盆、罐、泡沫箱等，下雨后极易形成积水，容易滋生蚊虫。此外，饮料罐、食品盒、玻璃瓶等废弃的容器，如果不及时清理，也会成为蚊虫滋生地。对于临时存水的容器，不用时建议把容器扣过来倒放，这就叫“翻盆倒罐”。举手之劳，可以有效防治蚊虫！

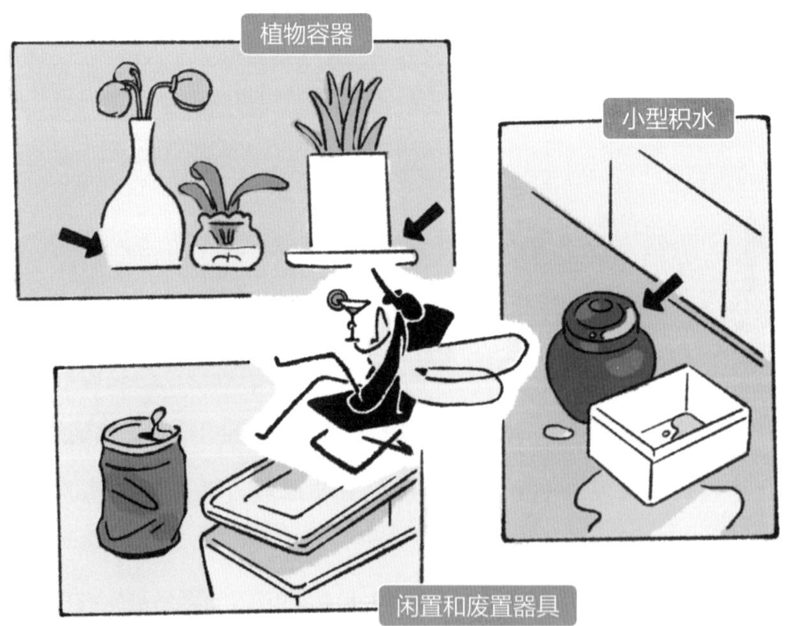

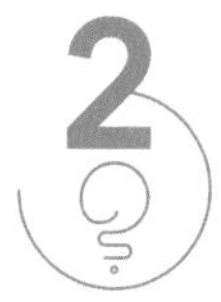

如何有效驱避蚊虫

现在市场上有很多驱蚊产品，比如喷涂在皮肤上的驱蚊液，戴着方便的驱蚊手环和手表，还有贴哪儿防哪儿的驱蚊贴和驱蚊扣等，到底哪种驱蚊产品的效果好呢?

经过测试发现，驱蚊手环、驱蚊手表、驱蚊贴、驱蚊扣的驱蚊效果微乎其微，超声波驱蚊器的驱蚊效果也不佳，真正起到驱蚊作用的是那些需要直接喷涂在皮肤上的驱蚊液（或驱蚊霜、驱蚊乳）。这类驱蚊产品该如何选择呢?

一看

看驱蚊产品的有效成分。什么是有效驱蚊成分呢? 国内常见的有效驱蚊成分有：避蚊胺、驱蚊酯、羟哌酯和派卡瑞丁。我们选择驱蚊产品时，首先就要看它的成分表是否含有这些有效驱蚊成分。

二选

+ **选择浓度**。如果您只是日常防止蚊虫叮咬，选择含有效驱蚊成分 10% 以下浓度的驱蚊产品就可以了；但是如果您生活的区域暴发了登革热等蚊媒传染病，或是您需要前往非洲、南美洲和东南亚等这些有蚊媒传染病流行的地区，建议选用 10%~30% 浓度的驱蚊产品。

+ **选择有效保护时间**。驱蚊产品都标明了有效保护时间，请根据自己需要保护时间的长短进行选择。特别要记住的是，在使用驱蚊产品期间，如果暴露的皮肤大量出汗或者用水清洗后，即使仍在保护时间内，也需要及时补充喷涂驱蚊产品。

● 三用

+ **第一个“用”是在身体的什么部位使用。** 驱蚊产品只在有皮肤暴露的部位使用，衣物和头发遮盖的皮肤是不需要使用的。如果皮肤有破损或炎症要停止使用；喷射型驱蚊产品不能直接对着口、眼、鼻部位喷射，可以先喷在手上，再经手向这些部位进行涂抹。

+ **第二个“用”是用多少量。** 驱蚊产品的使用量不是越多越好，只需要均匀地在皮肤表面喷涂薄薄一层就可以了。

+ **第三个“用”是孩子怎么用。** 我们一般建议 2 个月以下的婴儿不使用任何驱蚊产品。另外，还要注意的是不要给儿童的手部使用驱蚊产品，防止孩子无意识地经手将驱蚊产品中的有害物质带入口、眼、鼻等黏膜敏感部位。

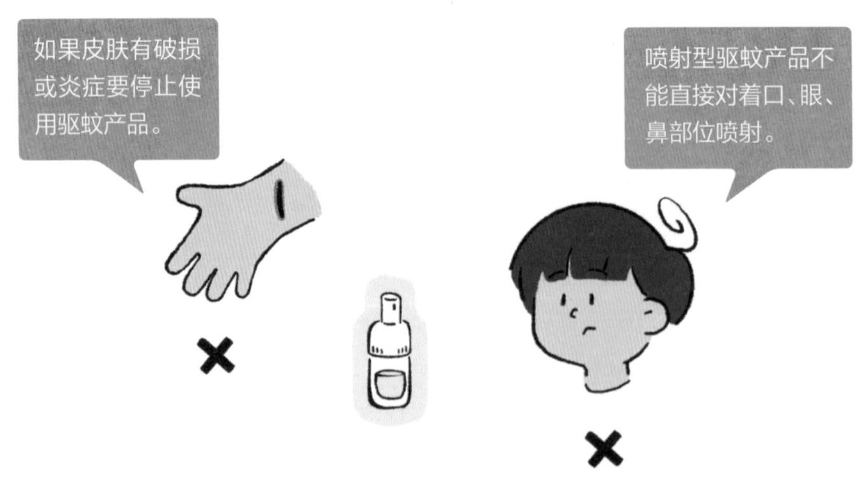

Q33 洗衣机的消毒与清洗，您的方法正确吗？

北京疾控提醒您

洗衣机长时间使用，如果不及时消毒和清洗，其内部会滋生各种细菌、霉菌，会对衣物造成污染，影响身心健康。我们可以使用消毒产品及自来水对洗衣机进行消毒和清洗。

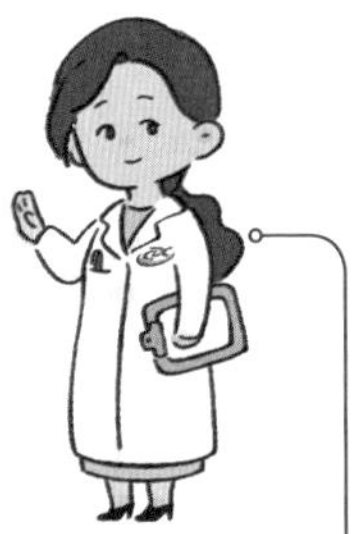

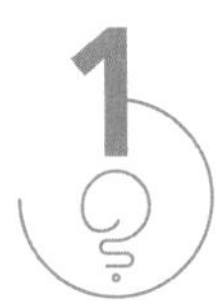

1 别忽视洗衣机的消毒和清洗

第一台自动洗衣机于 1937 年问世。70 年代后期，以电脑控制的全自动洗衣机在日本问世，开创了洗衣机发展史的新阶段。随着科技的进一步发展，现今社会全自动洗衣机的使用越来越普遍。

随着全自动洗衣机的广泛使用，又因洗衣机的结构特殊，洗衣机的消毒和清洗成为普遍关心的问题。洗衣机内部的环境非常潮湿，使用时间越长，内部滋生细菌、霉菌的机会就越多。一台洗衣机用久了，如果不及时消毒、清洗，久而久之，对要洗的衣物就会造成交叉污染，就有可能引发各种皮肤病、妇科疾病等。

说到洗衣机的消毒和清洗，仁者见仁，智者见智。一般大家所熟知的是用食醋、小苏打、市售的洗衣机清洗剂等方法进行处理，可是这些方法只能起到一定的去污、除垢的作用，离达到消毒的作用还差得远呢。在生活中，人们对洗衣机的消毒和清洗还是有些混淆的，也存在一些误解，如何正确进行洗衣机的消毒和清洗，大家还是有些陌生的。

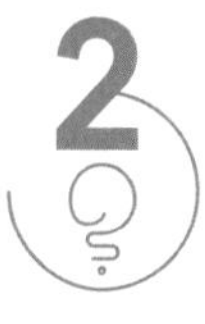

如何对洗衣机进行正确的消毒和清洗

● 洗衣机分类

目前，最常见的洗衣机主要分为三大类：

+ 欧洲式洗衣机，又称滚筒式洗衣机或鼓式洗衣机。
+ 美国式洗衣机，又称搅拌式洗衣机，这是历史最久的一种电动洗衣机，多为全自动机。
+ 日本式洗衣机，又称叶轮式洗衣机或波轮式洗衣机。

● 消毒与单位用水量

家庭中最常用的消毒产品无外乎“84”消毒液、消毒片、漂白剂等，此类消毒产品都是以有效氯为主要成分的消毒剂，浓度以“mg/l”表示。在洗衣机消毒与清洗前，可根据消毒产品使用说明书中的配制方法结合估算的用水量来计算消毒原液的使用量，一般配制成有效氯为500～1000mg/l的消毒溶液就可以使用了。欧洲式、美国式与日本式的洗衣机因使用原理不同消毒操作也不尽相同。

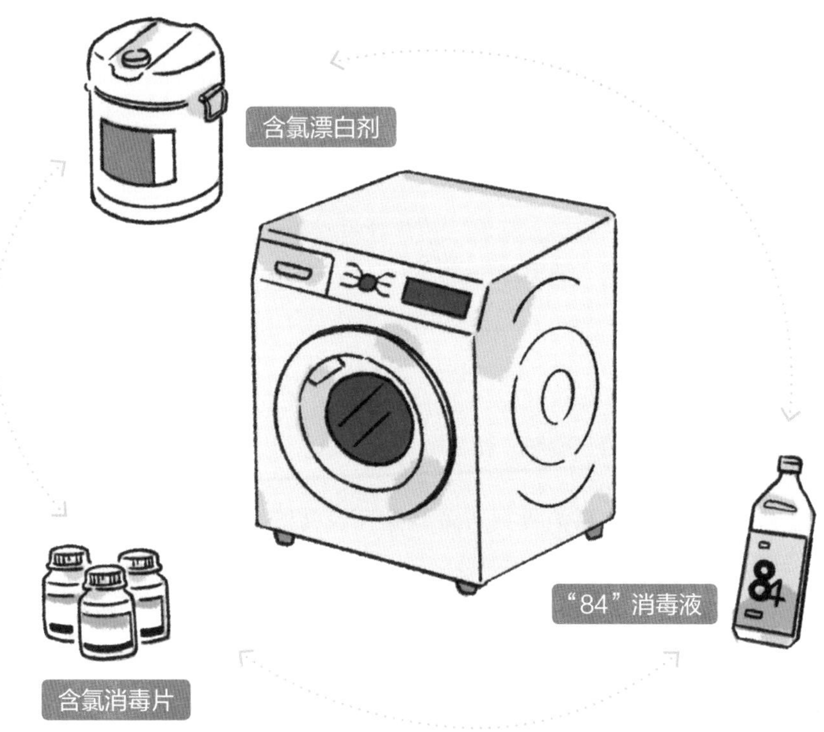

● 滚筒式洗衣机的消毒与清洗步骤

+ 滚筒内放入用含有效氯 500 ~ 1000mg/l 的消毒溶液**充分浸湿的旧毛巾，家庭中可采用吸水性好的旧衣物**，开启甩干功能，这样可以使消毒液布满洗衣机内壁。

+ 按**最大用水量**向洗衣机筒内注入自来水。按估算的水量加入消毒液原液，配制成有效氯为 500 ~ 1000mg/l 的消毒溶液，充分混匀后，**静置 30 分钟以上**。

+ 开启最大量洗衣程序让洗衣机全程运转，待结束后**打开机盖，通风晾干**。

● 叶轮式或搅拌式洗衣机的消毒与清洗步骤

+ 按最大用水量向洗衣机筒内注自来水。

+ 按估算的水量加入消毒液原液，配制成有效氯为500～1000mg/l的消毒溶液，充分混匀后，静置30分钟以上。

+ 开启最大量洗衣程序让洗衣机全程运转，待结束后打开机盖，通风晾干。

● 需要注意的问题

+ 在使用含氯消毒剂时应保护好皮肤，避免溅入眼睛，避免幼儿接触，避免溅到衣物上。

+ 含氯消毒剂对金属具有较强的腐蚀性，洗衣机的消毒应2～3个月操作一次，不可太频繁，尤其是欧洲式滚筒洗衣机，应避免反复多次消毒，以减少对金属筒体及零件的腐蚀。

+ 每次消毒与清洗后应清除排水泵过滤网上的杂物，对洗涤剂盒进行清洗。

+ 在消毒和清洗时，欧洲式滚筒洗衣机应放入棉织物，避免空转，以确保对筒内进行充分消毒和清洗。

Q34 科学使用手机，怎样正确防辐射？

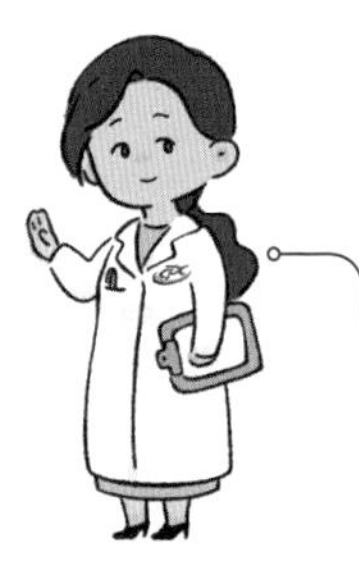

北京疾控提醒您

对于手机辐射，我们要形成正确的认识，不恐慌，不盲从，做好自我健康的管理者。

随着手机的普及及功能的不断丰富，不知不觉中，手机已经成为我们生活中不可或缺的一部分。

人们对手机辐射的疑问也越来越多，为了让公众正确认识手机辐射，减少对手机辐射的恐慌，养成良好的使用手机的习惯，我们向大家介绍一些有关手机辐射的情况，以及减少手机辐射的方法。

1 手机辐射的危害究竟有多大

手机辐射属于电磁辐射。科学界关于电磁辐射是否损害人体健康的争议尚无定论。手机辐射无害论已是国际学术界的主流观点，但也有个别专家持不同意见，他们认为，手机辐射存在某些意义尚不清楚的生物学效应，并且儿童对于手机辐射会更加敏感。世界卫生组织将包括手机辐射在内的射频电磁波列为 2B 类致癌物。基于这些不确定性，出于谨慎考虑，防患于未然，我们还是建议大家尽量科学使用手机。

2 手机待机时有没有辐射

通过实验我们发现，不同品牌的手机都会产生辐射，它们在黑屏待机状态下辐射值相差不大，在亮屏待机状态下辐射值均有所增加。这是因为手机在待机状态时仍和基站保持联络，也是有辐射的。因此晚上睡觉时不要把手机放在枕边。

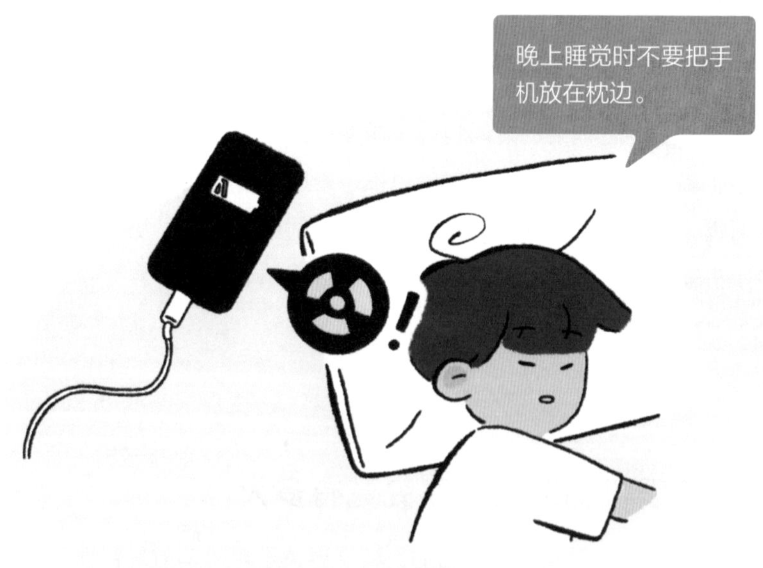

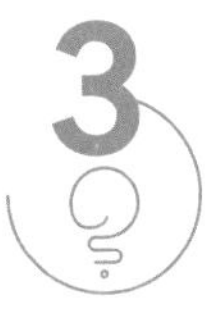

在充电状态下手机辐射会增大吗

实验证明，处于充电状态的手机，辐射值比待机时高出1.7倍，如果在充电状态下接通电话，辐射值还会更高。由此可以看出，充电状态下还是远离手机为佳。

此外，把手机放在床头长时间充电，是有安全隐患的。近年来，手机爆炸的新闻屡见不鲜，睡觉时把手机放在床头甚至枕边充电，如果有意外发生，后果将不堪设想。

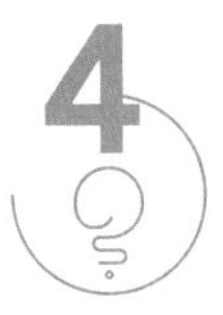

在信号弱的情况下手机辐射会增大吗

通过在电梯内的模拟实验，我们发现，在信号弱的情况下，手机辐射的强度比平时增大了，最多可以增大到30多倍。

手机信号越弱就越要提高发射功率，这样才能保证通话质量，而此时电磁辐射的强度就越大。就像人和人距离远了一定要大声喊才能听清楚对方说的话一样，手机信号比较弱的时候，辐射会比平时增大。

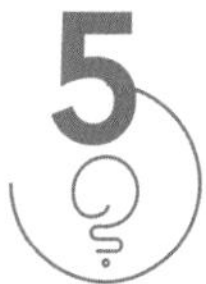

来电前几秒钟手机辐射会增大吗

通过实验我们观测到，在接通电话的瞬间，手机辐射值出现了一个峰值，随着信号传输的稳定，手机的辐射逐渐趋于平稳，辐射的强度变化不大。

打电话拨号或者听到响铃到接听电话这段时间，手机的信号传输系统不是很稳定，处于最大工作功率，此时辐射强度是最大的。

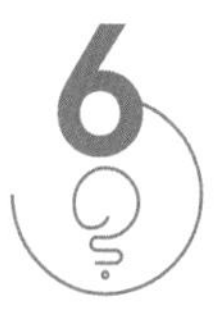

使用耳机通话会减少手机辐射吗

我们现场测试了 4 种生活中常用的耳机，实验发现使用耳机接听电话，无论是有线耳机还是蓝牙耳机，与直接将手机靠近耳朵接听相比，都能明显减少手机辐射，使用耳机接听的辐射量相当于直接接听的百分之一到五十分之一的水平。

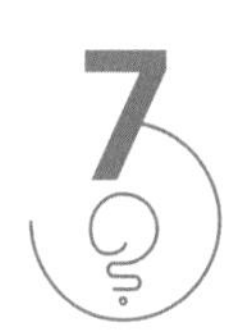

儿童电话手表有辐射吗

儿童电话手表在通话过程中也是有辐射的，但数值较低，我们认为是安全的，因为在使用手表进行通话时距离头部还有一定的距离，这段距离可以把辐射衰减到更低的水平。很多国家对于儿童暴露于手机辐射的健康危害持更加谨慎的态度，我们建议儿童尽量少用手机。

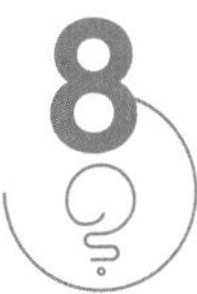

如何正确使用手机减少辐射

手机辐射对健康的影响不仅与辐射的强度有关，也和周围环境、人体对辐射的吸收能力、个人使用手机的习惯等很多因素有关。单纯从降低手机辐射强度的角度，我们还是建议大家要养成一些正确使用手机的习惯：

+ 手机充电时，尽量不要使用手机；晚上睡觉时，尽量不要把手机放在枕边或者床头充电。
+ 在信号比较差的环境中，比如电梯里、地铁隧洞里，要尽量避免使用手机。
+ 在拨打和接听电话时，尽量选择使用耳机通话。
+ 在接通电话的瞬间，建议手机远离身体，保持 30cm 以上的距离可以有效降低手机辐射。
+ 如果长时间地拨打和接听电话，建议左右耳交替接听，减少手机辐射在短时间内的累积。

手机在我们生活中应用广泛，无论成人还是儿童都应对手机辐射的知识有所了解，并养成良好的使用手机的习惯，正确防辐射。

Q35 听音乐，玩游戏，音量控制怎么做？

北京疾控提醒您

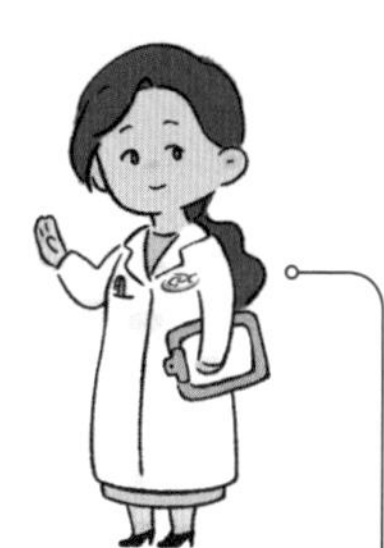

每年3月3日是“全国爱耳日”，这也是提醒大家保护听力非常重要。当双耳的听力阈值低于20分贝时，就是听力出现了问题。年轻人长时间使用音频设备对听力的损伤很大，保护听力，要合理佩戴耳机。

说起“耳背”，我们的第一反应恐怕是，这是上了年纪的人才会出现的问题。比如，跟家里的老人说话的时候，常常得大点声他们才能听清楚。但仔细想想，很多年轻人也不是没有过“耳背”的经历。

例如，长时间、大音量地使用耳机后，会有“听不清对方讲话”的情况；家人和朋友发现你最近说话的声音变大了。这些其实都是“耳背”的表现。可见，保护听力健康，与年龄无关，这是我们每个人都需要关注的事情。

听觉，是对声音的感知，也是生活中对话交流、休闲娱乐，甚至躲避危险所必需的。耳，是具有“听”功能的器官。耳的结构非常精密、功能复杂，而且会因受到噪声、疾病、外伤等多种因素的影响，造成不同程度的听力损失。

3月3日，因数字“3”好似耳朵的样子，被确定为“全国爱耳日”，这是警醒我们要科学用耳，在日常生活中保护听力。

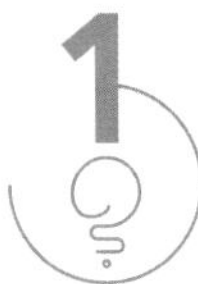

什么是听力损失

当双耳的听力阈值不低于 20 分贝时，就是听力正常。而当一个人不能像听力正常的人那样听到声音时，他就出现了听力损失。听力损失的严重程度不一，从轻度到重度，有的影响一侧耳朵听力，有的影响双侧耳朵听力。

如果听力损失极度严重，也就是只能听到一点点声音或完全听不见了，就是耳聋。

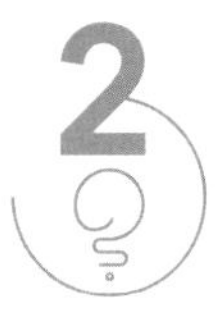

造成听力损失的可能原因有哪些

造成听力损失的原因，可能是先天性的，也可能是后天性的。其中，后天性的原因可能会在任何年龄诱发听力损失，这些原因包括：

+ 脑膜炎、麻疹和腮腺炎等传染病，慢性耳部感染，耳内积液（中耳炎）。
+ 使用某些药物。
+ 头部或耳部受伤。
+ 大量噪声，例如机器或爆炸发出的工作场所噪声。
+ 长时间暴露于娱乐中强烈的声音环境，例如长时间使用高音量个人音响设备及经常去夜总会、酒吧和看体育赛事、听音乐会等。
+ 异物阻塞耳道。

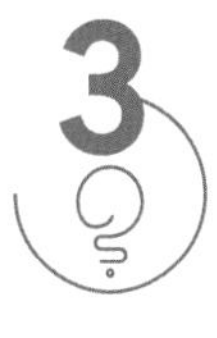

娱乐中的强烈噪声，正在威胁着越来越多的人的听力健康

娱乐中的强烈噪声，包括来自娱乐场所或个人音响设备的高音量噪声，正伴随着人们生活方式的变化而威胁越来越多的人，特别是一些年轻人。

世界卫生组织估计，全球大约有 11 亿 12～35 岁的年轻人由于暴露于娱乐环境的噪声中而面临听力损失的风险。

一个人如果在过去的 20 年中经常出现在酒吧、舞厅、俱乐部、体育赛事场馆或音乐厅等场所，暴露于高音量的社交环境下，那么他遭受听力损失的可能性是未暴露者的 3 倍。

伴随着智能手机、电脑等电子设备的广泛使用，很多年轻人通过不同的音频设备长时间收听音乐，有些老年人通过手机等电子设备大音量收听音乐或看视频，这样的生活方式是存在听力受损或损失风险的。

长时间暴露于高音量的环境中，会使耳朵的感觉细胞疲劳，出现暂时性的听力损失。当长时间暴露于有规律的高音量环境中，会对感觉细胞和其他耳部结构造成永久性损伤，从而导致不可逆的听力损失。

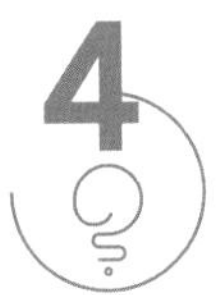

使用个人音频设备，要牢记这几点

世界卫生组织强调，要有安全的倾听行为，也就是不危害自己听力健康的倾听行为。那么，在使用个人音频设备时，应该注意些什么呢?

+ **“60—60—60”原则：**即外界声音最好不超过60分贝，音量须小于最大音量的60%，连续使用时间须少于60分钟。
+ **嘈杂环境中不要佩戴耳机：**在公交车、地铁等环境中，背景噪声大，这时如果使用耳机，会不自觉地提高耳机音量，而且也容易带来交通安全隐患。
+ **耳机的选择：**最好选择耳罩式耳机，这对外耳道和鼓膜的刺激小。耳机的音量应可以自由灵活调控，一旦遇到声响过大等情况可及时调整。

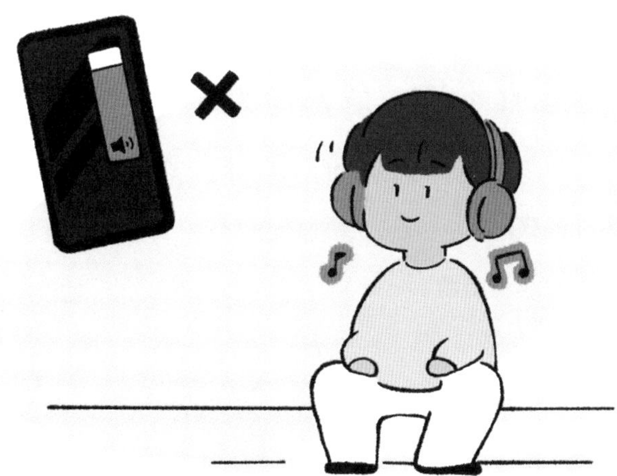

Q36 如何拥有好的睡眠？

北京疾控提醒您

睡眠不佳，危害很大。我们可以通过养成规律的作息习惯、坚持运动、改善三餐和睡眠环境等方法来提高睡眠质量。

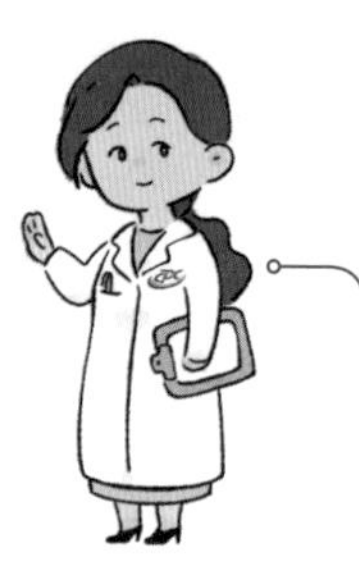

每一天叫醒您的，是闹钟，还是生物钟呢？

您的睡眠时间足够吗？睡得好吗？

睡眠可以说是我们“最熟悉的陌生人”。让我们一起来了解睡眠，学习提高自己睡眠质量的方法。

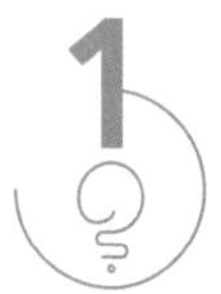

1 睡眠不佳，危害很大

睡眠状态是人整体健康状态的一个重要组成部分。睡眠问题与多种健康问题相关联。睡眠时间不足、睡眠质量差可能带来躯体和精神的双重威胁。

- 容易引发多种疾病

多种疾病的发生和发展都会受到睡眠的影响，这些疾病就包括了高血压、2 型糖尿病、心血管疾病、肥胖等慢性疾病，以及因免疫力降低而发生的传染性疾病，严重者甚至发生猝死。

● 引发心理问题

睡眠会对情绪产生影响，睡眠不佳会增加抑郁、焦虑等心理问题的发生。睡眠时间越少，睡眠质量越差，患心理疾病的风险越大，也越严重。

● 容易带来意外伤害

睡眠不佳还会让人对外界事物的反应变得迟钝，意外伤害的风险增大。睡眠不足的人开车，就像酒驾一样危险。

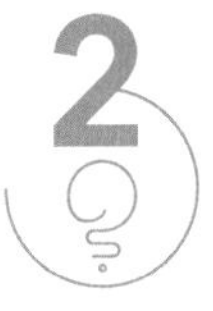

好睡眠，关注这几点

从主观感受来说，好的睡眠是可以使人恢复活力、充沛精力的睡眠。我们还可以从睡眠的前、中、后来对是不是好睡眠做一个简单的评判。

+ **入睡前：** 入睡较快，一般不超过 30 分钟。
+ **睡眠中：** 首先，要有充足的睡眠时间。对于成年人来说，每天的睡眠时间应达到 7～8 小时。其次，睡眠是连续的，不会频繁地醒来，也不会被多梦困扰。
+ **醒来后：** 第二天睡醒后，精神饱满，没有嗜睡、乏力的现象。

另外，养成规律的睡眠习惯也很重要，有利于生物钟的稳定。能做到每天在相对固定的时间睡觉和起床，能够保持规律的睡眠时间表，也是良好睡眠的重要内容。

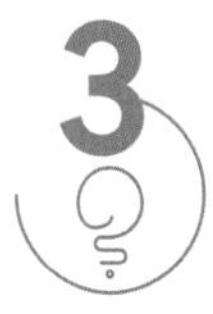

如何提高睡眠质量

与睡眠有关的两个“三分之一”：一个人的一生中大约三分之一的时间是在睡眠中度过的，我国成年人中超过三分之一的人存在睡眠质量不佳的问题。我们急需提高自己的睡眠质量。

● 早睡早起，养成规律的作息习惯

要有相对固定的睡觉和起床时间。

成人最佳睡眠时间：

晚上 10 点至早晨 6 点。

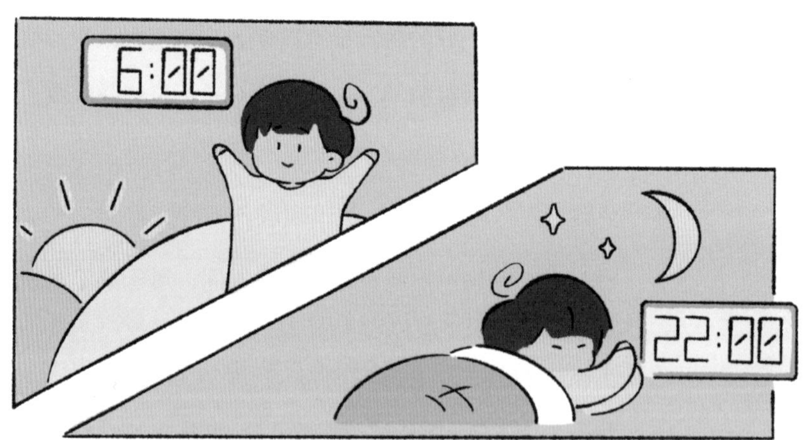

如无必要，不要熬夜。

如果觉得睡眠不足，请尝试早点睡觉。如果因一些事情更改了入睡和起床的时间，也需要尽快恢复常规的睡眠习惯。

● 坚持运动，改善睡眠

白天适量运动可以改善夜间睡眠的质量。运动的方式可以根据个人的能力和喜好来决定，如散步、打太极拳、做操、慢跑等有氧运动，搭配一些肢体伸展和力量练习。

但应注意，运动时间最好选在白天，晚上 8 点以后应避免过量运动，以免大脑过于兴奋而无法入睡。

● 规律三餐，时间太晚就别再吃了

睡前不要吃得过饱，因为如果有大量食物在胃内进行消化，不断刺激大脑，人便不能安然入睡。

晚餐与睡眠应间隔至少 3 小时。睡前也不要喝茶、酒和咖啡。

● 改善环境，营造适宜睡眠的氛围

卧室保持理想的温度、光线和声音。温度以 20～23℃为宜，睡前尽量关闭主灯，开光线柔和的小灯，尽量减少光线和噪声的影响。

● 缓解压力，放松心情

睡前应尽量保持身体和心情的平静，可以选择看看书，听听舒缓的音乐，睡前一小时应不再思考工作内容或使用电子产品。

● 儿童青少年，注重培养良好的睡眠习惯

儿童每天的睡眠时间应达到 10～12 小时，青少年则为 9～10 小时。父母应帮助孩子养成规律作息的习惯，固定睡觉和起床的时间。对于儿童，父母可以在睡前进行如讲故事、洗澡、换睡衣等 3～4 种安抚活动，但不宜使用电子设备。对于青少年，则应注意活动量明显减少、作息不规律、压力及情绪变化对睡眠的影响。

Q37 炎炎夏日，如何预防“冰箱病”？

北京疾控提醒您

从冰箱取出的食物，如冷饮、冷食等，宜在室温下放置一段时间后再食用；对于能加热的冷食，则要彻底加热之后再食用。另外，要定期清理冰箱，保持冰箱清洁，谨慎预防“冰箱病”。

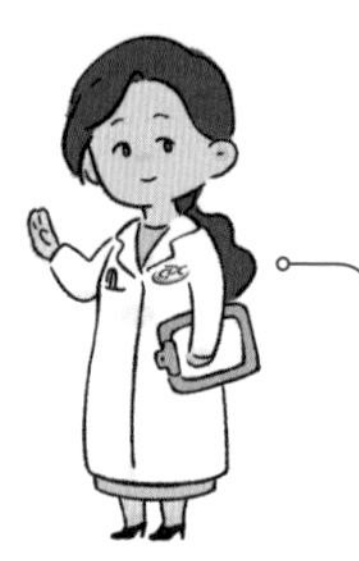

夏季，气温逐渐升高，冰箱成为防暑降温的必备神器，从冰箱取出的冰饮品、水果、冰激凌，吃起来，实在是痛快。但是有时候这种痛快是要付出代价的，您可能还不知道，“冰箱病”正在向您招手。

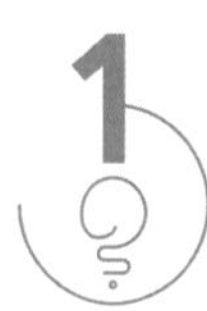

1 何谓“冰箱病”

以不适当的方式食用了存放在冰箱中的食物后出现的腹痛、腹泻、呕吐等胃肠道不良反应，这种情况人们通常称之为“冰箱病”。

被污染的食物、水源，经消化道传播，从而使人产生不适。常见的污染源如大肠杆菌、金黄色葡萄球菌，最容易污染瓜果、蔬菜、鱼类和乳制品。如果食用这些食品时未完全加热，就很容易引起肠炎，导致腹痛、腹泻、呕吐等不良反应。

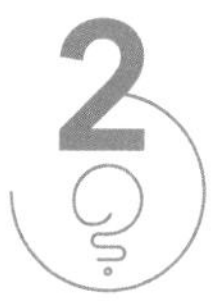

得“冰箱病”的原因

一方面，冰箱内取出的食品温度与人体温度相差较大，若立即快速进食，可反射性地引起血管收缩，血流量减少，导致生理功能失调，诱发头痛、上腹阵发性绞痛、恶心、呕吐等症状。

另一方面，很多人认为冰箱就是“保险箱”，食物储存其中是安全的，无论生熟食品，只要放入冰箱，食物就不会腐败变质。这种观点是错误的！其实，冰箱内存活着种类丰富的微生物，一些嗜冷菌在低温、低氧环境中都能生长，会污染冰箱中存放的食物，如果没有正确食用这些食物，就可能会导致食源性疾病的发生。

小贴士
常见的嗜冷菌有小肠结肠炎耶尔森氏菌和单核细胞增生李斯特氏菌。

嗜冷菌的杰出代表就是小肠结肠炎耶尔森氏菌。小肠结肠炎耶尔森氏菌非常嗜冷，冰箱冷藏室（4℃）存放5天后，细菌载量可由10cfu/ml增至10^7cfu/ml，即便在冷冻的食品中（－18℃）其致病性也能保持数月之久。小肠结肠炎耶尔森氏菌污染食品后，即使在冰箱中也能继续繁殖，如果食用之前没有加热或者清洗干净，容易引起疾病，主要表现为腹泻、肠炎等。重者可引起呼吸系统、心血管系统的并发症。

单核细胞增生李斯特氏菌是一种常见的食源性致病菌，在自然界中广泛存在，土壤、灰尘、加工的食品、生肉、动物的粪便中都能够检测出该菌。人主要通过摄入被单核细胞增生李斯特氏菌污染的食品而感染。常见的高危食品有未经巴氏消毒的奶及奶制品、熟肉制品、生食水产品、生食瓜果蔬菜等。单核细胞增生李斯特氏菌对外界环境耐受性强，在 5～45℃均可不断繁殖。这也就是说，该菌可以在冰箱的环境中正常生长。

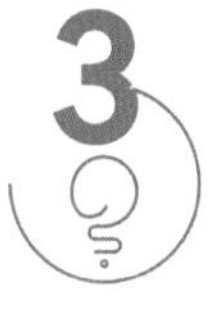

如何预防“冰箱病”

● 放置一段时间

从冰箱取出的食物，如冷饮、冷食等，宜在室温放置一段时间后再食用。对于能加热的食物，如熟食等，应彻底加热后再食用。

● 特殊人群少吃或不吃冷饮、冷食

儿童、孕妇、老年人、免疫力低下人群及脾胃虚弱、消化能力较差的人尤其要注意，最好少吃或不吃冷饮、冷食。

● 定期清理冰箱

+ 先取出冰箱内的所有物品，然后切断电源。
+ 用软布蘸上温水或洗洁精轻轻擦拭冰箱内壁，然后蘸清水将洗洁精拭去。
+ 拆下冰箱内槅架等附件，用水冲洗干净。
+ 用湿布擦拭冰箱外壳和拉手，油渍较多的地方可蘸洗洁精擦洗。
+ 打开冰箱门通风 30 分钟，让冰箱自然风干。

● 食品分区摆放

冰箱内的食品摆放应分区分类，生熟分开，防止交叉污染。可用塑料袋、保鲜膜或保鲜盒封装。

冰箱内的食品摆放应
分区分类。
冰箱内的食品用
塑料袋、保鲜膜
或保鲜盒封装，
防止交叉污染。

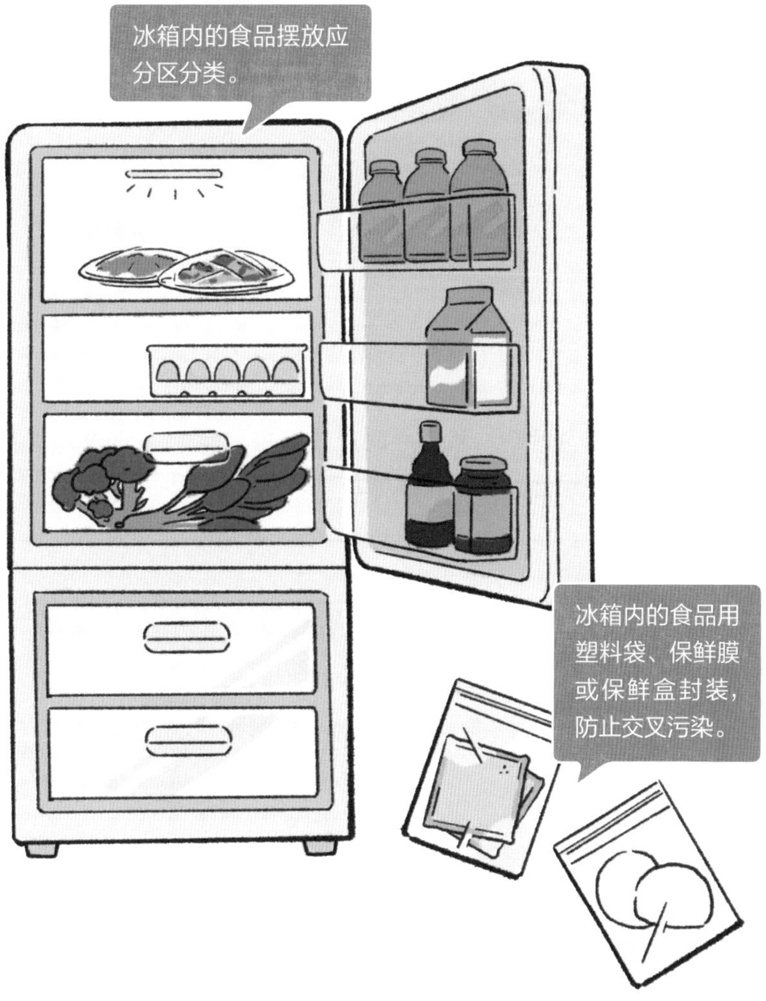

● 食物不宜摆太满

冰箱内的食物不要放得太满，要留一些空隙，以保证食物内部达到理想温度。

● 食用前检查食品质量

冰箱不是保险箱！冰箱里的食品存放时间不宜过长，食用前应检查食品质量，尽量食用新鲜食物。

Q38 如何找到适合自己的运动方式？

北京疾控提醒您

有规律的运动可以预防各种疾病，常见的运动方式可以分为有氧运动、抗阻力训练和关节柔韧性活动，我们平时应该将各种运动方式合理组合，增强身体素质。

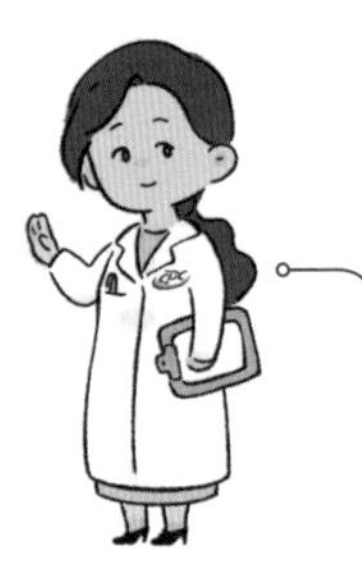

身体活动与健康息息相关。然而，在全球范围内，身体活动不足的情况在不断加重，这对人们的总体健康状况具有重要影响，也增加了心血管疾病、糖尿病和部分癌症的发生和死亡风险。大约 21%～25% 的乳腺癌和结肠癌、27% 的糖尿病和 30% 的缺血性心脏病可归因于缺乏身体活动。

规律地进行身体活动可以减少冠心病、脑卒中、2 型糖尿病、高血压、结肠癌、乳腺癌和抑郁的风险，并有助于控制体重。

在对身体健康日益关注的今天，运动已经逐渐成为很多人生活中的一项“必修课”。不过，面对不同种类的运动方式，您是否也有过疑惑、不知道该如何选择呢？在健身房里，是去跑步机上跑步还是练器械？下班后，是去散散步还是举举哑铃？其实，不同的运动方式对身体有不同的影响，需要我们用科学的方法来组合。

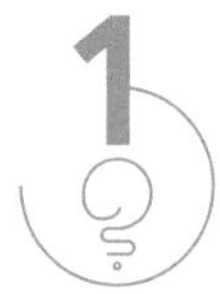

什么是有氧运动

有氧运动常常位于推荐运动的第一项。世界卫生组织指出，每天30分钟、每周150分钟的中等强度的有氧运动有益于身体健康。

什么是有氧运动？顾名思义，这类运动需要氧气参与能量供应，以有氧代谢为主要供能途径。一般来说，有氧运动需要躯干、四肢等大肌肉群参与，能够维持在一个稳定状态，持续较长的时间。日常生活中，快走、跑步、骑自行车、跳绳、游泳等都属于有氧运动。

这类运动如何才能达到中等强度呢？从我们自身的感受来看，如果感觉心跳加快，呼吸有点喘，微微出汗，不能唱歌，但能和同伴聊天，那么运动就达到中等强度了。

有氧运动能够增强心肺功能，降低血压和血糖，增加胰岛素的敏感性、改善血脂和内分泌系统功能，提高骨密度，减少体内脂肪蓄积，对身心健康有重要的作用。

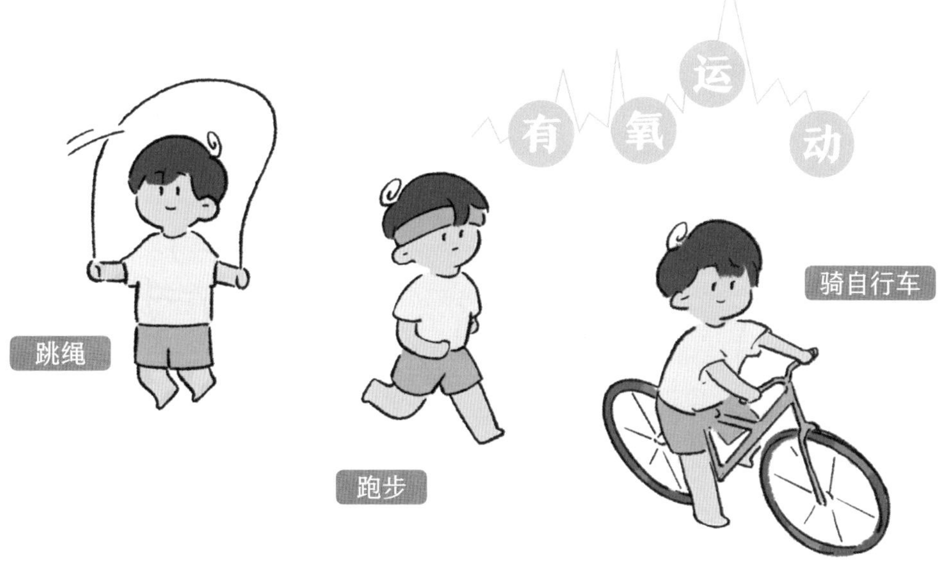

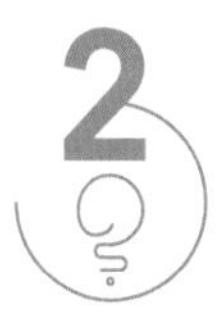

什么是抗阻力训练

抗阻力训练主要指的是无氧运动，它是一种对抗阻力的运动，常见的深蹲、引体向上、俯卧撑、卧推、跳高等都属于抗阻力训练。

只进行有氧运动是否就足够了呢？肯定是不够的。

世界卫生组织建议，每周应至少有 2 天进行大肌群参与的增强肌肉力量的活动。抗阻力训练是肌肉对抗阻力的重复运动，是肌肉的强力收缩活动，不能维持一个稳定的状态，属于无氧运动。

抗阻力训练可以保持或增强肌肉力量、体积和力量耐力。但在开展时要注意安全，隔日进行。

抗阻力训练不仅可以减少老年人容易摔倒和肌少症的情况，还可以帮助青少年长高并提升运动能力。

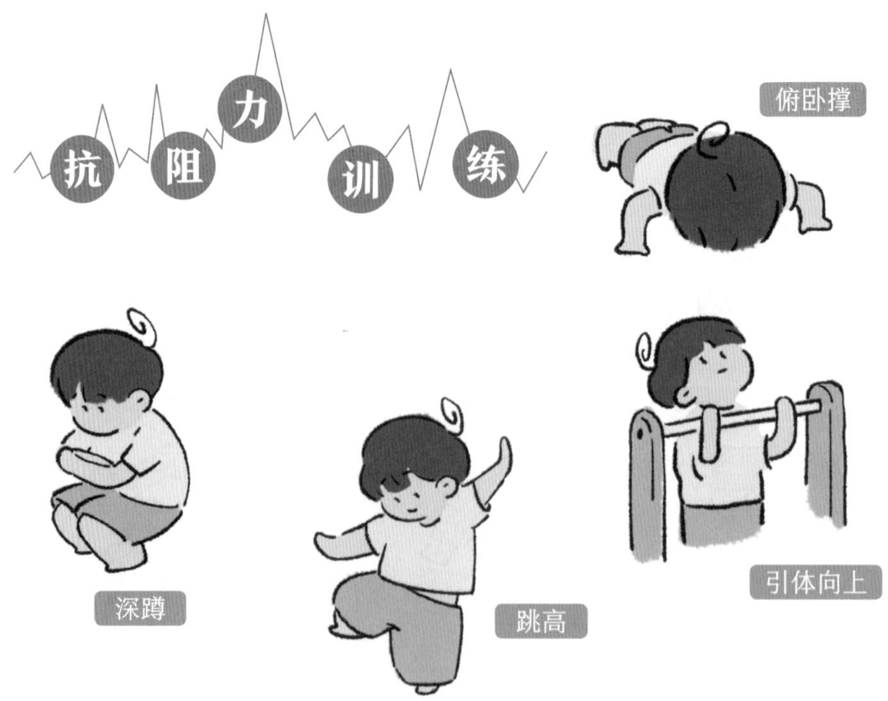

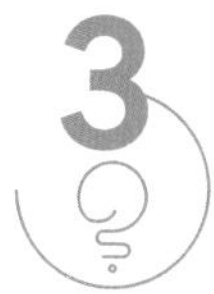

其他类型的身体活动

除了有氧运动和抗阻力训练外,还有关节柔韧性活动,如拉伸、做瑜伽等，可以通过躯体或四肢的伸展、屈曲和旋转活动，锻炼关节的柔韧性和灵活性。

身体平衡和协调性练习，如做操、跳舞等，是可以改善人体平衡和协调性的组合活动。

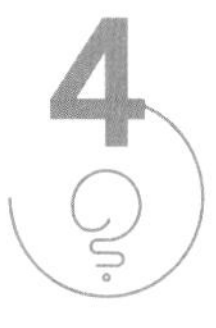

不同运动方式该如何选择和组合

日常开展身体活动，应以有氧运动为主。不同年龄在能力允许时，每周的有氧运动时间应达到 150 分钟以上，每周的运动总时长可以累计，但每次的运动时间应不少于 10 分钟。同时结合抗阻力训练、关节柔韧性活动、身体平衡和协调性练习。但需注意，在抗阻力训练中，同一肌肉群的力量、耐力练习应隔天进行，一周 2～3 次，而柔韧性训练可以每天进行。

为获得更多的健康效益，成人应达到每周 300 分钟中等强度的有氧运动或每周 150 分钟高等强度的有氧运动，或者是两种强度运动相融合。

生命在于运动。我们更需要科学运动。动则有益，贵在坚持。当我们科学地运动起来时，就是为自己的健康构筑一道坚固的防线!

Q39

您的孩子有**肥胖**的烦恼吗？

北京疾控提醒您

儿童肥胖不仅会影响身体健康，还会给成长带来很多烦恼。让孩子养成健康的饮食习惯，保持健康的生活方式，加强锻炼，家长的监督和陪伴非常重要。

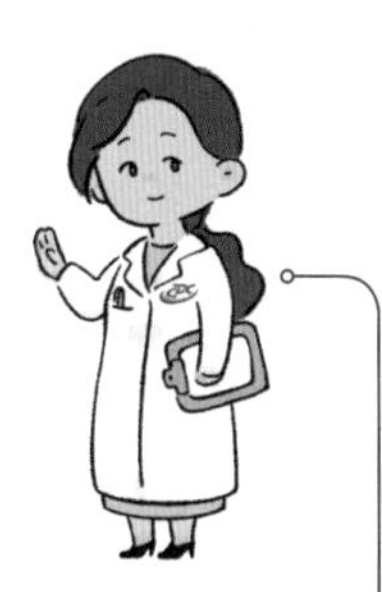

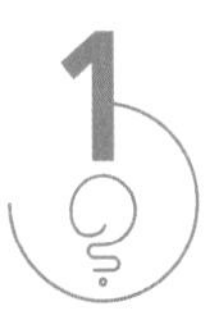

1 什么是超重和肥胖

超重：体内脂肪积累过多，是可能造成健康损害的一种前肥胖状态。

肥胖：由多因素引起，因能量摄入超过能量消耗，导致体内脂肪积累过多达到危害健康的一种慢性代谢性疾病。

BMI

体重指数（kg/m^2）= 体重（kg）÷ 身高（m）的平方

我们可以通过计算体重指数（BMI），以《7 岁以下儿童生长标准（WS/T 423—2022）》《学龄儿童青少年超重与肥胖筛查（WS/T 586—2018）》为参考标准，根据孩子的年龄和性别，判断其是否为超重或肥胖。下面是学龄儿童青少年超重与肥胖筛查界值。

6～18 岁学龄儿童青少年性别年龄别 BMI 筛查超重与肥胖界值 单位：kg/m^2

年龄（岁）	男生		女生	
	超重	肥胖	超重	肥胖
6.0～	16.4	17.7	16.2	17.5
6.5～	16.7	18.1	16.5	18.0
7.0～	17.0	18.7	16.8	18.5
7.5～	17.4	19.2	17.2	19.0
8.0～	17.8	19.7	17.6	19.4
8.5～	18.1	20.3	18.1	19.9
9.0～	18.5	20.8	18.5	20.4
9.5～	18.9	21.4	19.0	21.0
10.0～	19.2	21.9	19.5	21.5
10.5～	19.6	22.5	20.0	22.1
11.0～	19.9	23.0	20.5	22.7
11.5～	20.3	23.6	21.1	23.3
12.0～	20.7	24.1	21.5	23.9
12.5～	21.0	24.7	21.9	24.5
13.0～	21.4	25.2	22.2	25.0
13.5～	21.9	25.7	22.6	25.6
14.0～	22.3	26.1	22.8	25.9
14.5～	22.6	26.4	23.0	26.3
15.0～	22.9	26.6	23.2	26.6
15.5～	23.1	26.9	23.4	26.9
16.0～	23.3	27.1	23.6	27.1
16.5～	23.5	27.4	23.7	27.4
17.0～	23.7	27.6	23.8	27.6
17.5～	23.8	27.8	23.9	27.8
18.0～	24.0	28.0	24.0	28.0

来源：国家卫生和计划生育委员会发布的《学龄儿童青少年超重与肥胖筛查（WS/T 586—2018）》。

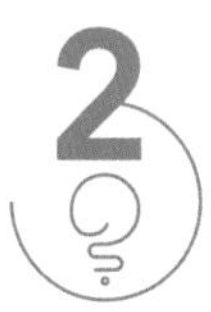

健康饮食需注意

严格控制一日三餐，定时定量，不吃或少吃零食和夜宵，偶尔吃也应以低糖、低脂肪的水果、蔬菜为主。

+ 每天吃早餐，避免中午因饥饿而食用过多食物。
+ 烹调时多采用蒸、煮、凉拌和快炒，少用油，不吃或少吃煎和油炸的食物。
+ 可以用小号餐具进餐，每餐减慢吃饭速度，细嚼慢咽，吃七八分饱。
+ 每天至少有一餐以全谷物为主食，如午餐或晚餐主食为粗杂粮。
+ 每天都要吃深绿色的叶菜，中餐、晚餐分别至少有两种蔬菜，成人保证每天摄入 300～500g 蔬菜，深色蔬菜的摄入量应占二分之一以上。
+ 摄入适量的鱼、虾、瘦肉、蛋、大豆及豆制品。建议增加大豆类食品的摄入，可增加到每天 50～100g，同时相应减少畜禽肉类的摄入。
+ 以低脂或脱脂牛奶代替全脂牛奶。
+ 少吃含糖量高或油脂类的食物，如糖果、甜点、巧克力、冰激凌、肥肉、黄油、油炸食品、汉堡包、膨化食品等。
+ 饮用白开水，不喝或少喝碳酸饮料、风味饮料等含糖高的饮料。

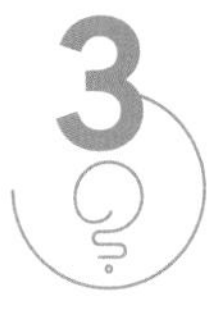

3 健康行为要遵守

+ 养成每日晨起量体重的习惯，每周进行1次体重评价。
+ 购买食物时要看**营养成分表**，至少要看能量、蛋白质、脂肪、碳水化合物（糖）及钠这些项目。

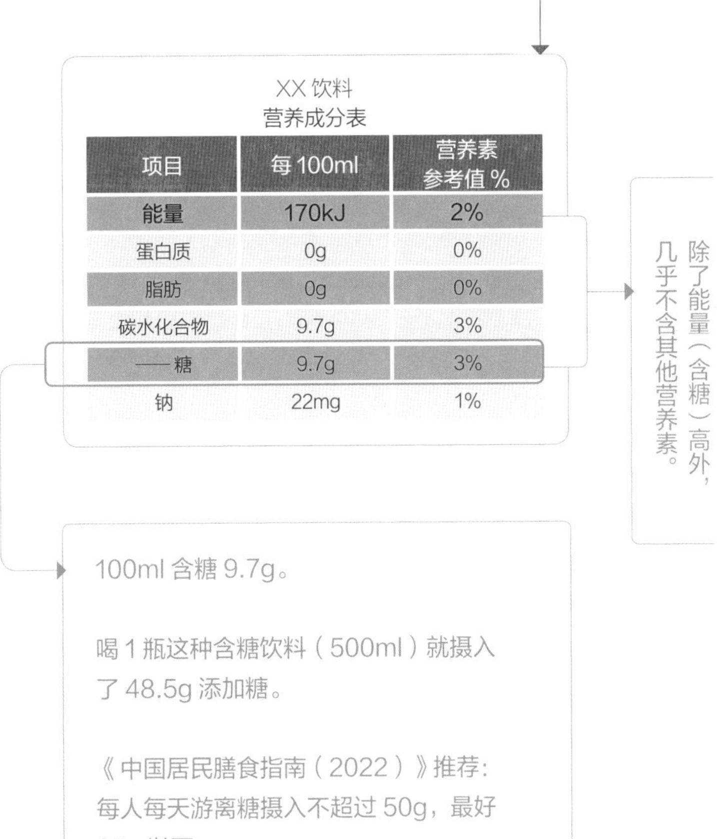

XX饮料
营养成分表

项目	每100ml	营养素参考值%
能量	170kJ	2%
蛋白质	0g	0%
脂肪	0g	0%
碳水化合物	9.7g	3%
——糖	9.7g	3%
钠	22mg	1%

除了能量（含糖）高外，几乎不含其他营养素。

100ml含糖9.7g。

喝1瓶这种含糖饮料（500ml）就摄入了48.5g添加糖。

《中国居民膳食指南（2022）》推荐：每人每天游离糖摄入不超过50g，最好25g以下。

+ 在学校充分利用体育课、课间活动的时间，进行多种多样的身体活动。尽量让孩子每天至少要保持 30 分钟的中、高强度的身体活动，并逐步增加到每天至少有 60 分钟的中、高强度身体活动。

+ **以动制静**。鼓励以**步行**代替**私家车**、以**做家务**代替**看电视**等。孩子每天的视屏时间（看电视、玩电子游戏、使用电脑等）不超过 1 小时，越少越好。

+ 在课余时间**每周做** 3 ~ 5 次、**每次至少** 30 分钟的**中等强度运动**，如快走、慢跑、游泳、跳绳及球类运动等。

+ 鼓励进行更大强度的运动，如爬山。

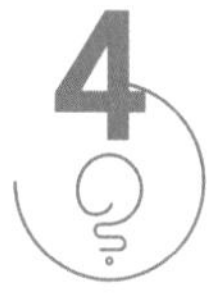

引导孩子控制体重，家长的注意事项

+ 做孩子的好朋友，和孩子一起制订饮食、运动计划，共同努力。关注孩子的生长发育与健康状况。

+ 从自身做起，平衡膳食，粗粮、蔬菜、水果、薯类应占全家每日食物总量的大部分。

+ 采用健康的烹调方式，尽量少用油炸、煎烤的烹调方式。

+ 孩子爱吃快餐或口味重的食物，不能一味迁就孩子的口味，尽量避免孩子食用过多高油、高脂肪、高糖的食物。

+ 可以先盛少量食物，不够了再盛，这样能避免浪费。不要一次性盛太多食物然后强迫孩子把碗里的饭菜吃光。

+ 不要盲目跟着广告为孩子选食品，更不要盲目地为孩子选择减肥产品。

+ 坚持合理膳食，积极开展多种多样的亲子体育锻炼。

Q40 怎样上好孩子的健康必修课？

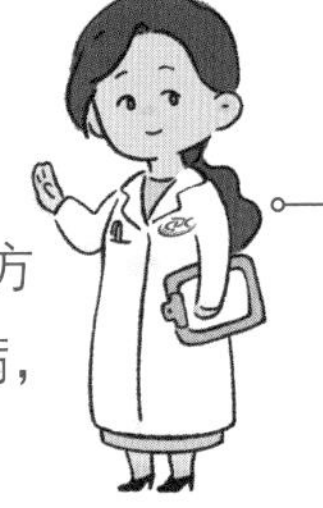

北京疾控提醒您

孩子假期在家要更加注意保持健康的生活方式，作息规律，均衡膳食。此外要注意预防传染病，保护视力。

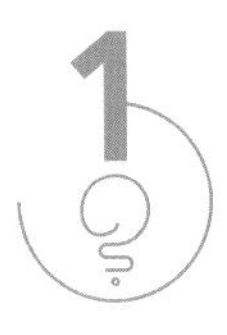

1 保持健康的生活方式

● 作息规律

孩子平时就要养成良好的作息习惯。放假后孩子更容易放松，但还是要合理安排作息时间，保证充足睡眠；保持每天 2 小时的户外运动，提高身体素质。

● 均衡膳食

生活中注意饮食健康，按照《中国学龄儿童膳食指南（2022）》进行科学饮食，培养健康饮食行为，做好体重管理。

三餐要按时、定量，家长要叮嘱孩子少吃零食，可以选择适量的水果和坚果，不要选择油炸淀粉类零食。饭前、饭后和睡前不吃零食，避免暴饮暴食、挑食偏食。

家长要帮助孩子定期测量身高、体重和腰围，从小养成自我健康管理的好习惯。

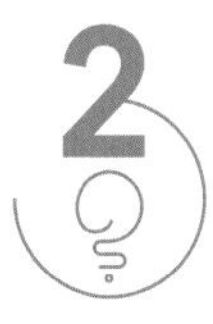

预防传染病

夏季是手足口病、疱疹性咽峡炎和诺如病毒急性胃肠炎等肠道传染病的高发季节。保持良好的手卫生是预防肠道病毒感染和控制传播最重要、最有效的措施。饭前、便后要用肥皂和流动水洗手，用含酒精的消毒纸巾和免洗手消毒剂对诺如病毒无效，所以不能代替洗手。

要养成良好的饮食卫生习惯，不喝生水，饮用开水或选择卫生合格的桶装水，生吃瓜果要洗净擦干，牡蛎等贝类海产品必须加热至熟透后再吃。同时应加强体育锻炼，均衡饮食，提高身体抵抗力。

孩子出现腹泻和呕吐等症状并加重时，家长应及时带孩子到医院就诊。

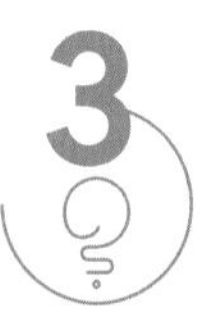

保护视力

+ 注意用眼卫生。提醒孩子**近距离用眼** 30 ~ 40 分钟要休息 10 分钟；督促孩子每天做眼保健操，与孩子一起做家庭护眼按摩操、亲子爱眼健身操等，既缓解视力疲劳又促进亲子关系。
+ 根据孩子的身高变化及时调整学习用桌椅的高度，并注意纠正孩子的不良坐姿。
+ 读写时，自然光线不充足，应用设置台灯等局部照明方式进行照度补充。夜间使用台灯时，**不要关闭房间主灯**，要设置背景光源。

中小学生课桌椅各型号的标准身高及身高范围表
（GB/T 3976—2014）

课桌椅型号	桌面高(mm)	座面高(mm)	标准身高(cm)	学生身高范围(cm)
0号	790	460	187.5	≥180
1号	760	440	180.0	173～187
2号	730	420	172.5	165～179
3号	700	400	165.0	158～172
4号	670	380	157.5	150～164
5号	640	360	150.0	143～157
6号	610	340	142.5	135～149
7号	580	320	135.0	128～142
8号	550	300	127.5	120～134
9号	520	290	120.0	113～127
10号	490	270	112.5	≤119

注1：标准身高系指各型号课桌椅最具代表性的身高。对正在生长发育的儿童青少年而言，常取各身高段的组中值。

注2：学生身高范围厘米以下四舍五入。

+ 不要让孩子长时间沉迷于手机、电视、电脑等电子产品，不躺卧、不在晃动的车子里及黑暗中使用电子屏幕。

+ 如果孩子出现看电视时**凑近屏幕、抱怨头痛或眼睛疲劳、视物模糊等迹象时**，要及时带其到正规眼科医疗机构检查，进行科学的干预和近视矫治。

+ 减轻学习负担，积极引导孩子在**户外阳光下活动**或进行**体育锻炼**。

+ 家长要**关注孩子的远视储备情况**。积极参加学校组织的关爱行动，帮助孩子科学防控近视！

温馨提示

北京市卫生和教育部门联合组织开展的中小学生近视防控重点人群关爱行动，针对干预学校的学生每年开展1次远视储备调查，可以了解孩子真实的屈光状态，清楚孩子的远视储备情况，不仅节省家长和孩子的就诊时间及费用，还会建立学生视力健康档案并获得专家详细指导。

温馨提示

如果没有机会参加学校统一组织的远视储备检查，建议有需求的学生家长在假期里，单独带孩子去专业医疗机构进行远视储备检查。总之，要关口前移，科学防控儿童青少年近视。

Q41 高温、高湿天气，谨防慢性疾病，该怎么做？

北京疾控提醒您

在高温、高湿天气，人们的情绪和身体都会有些不适，此时要注意调节，避免剧烈运动，饮食要以清淡为主，做到劳逸结合。对于慢性疾病患者，要坚持规律用药，注重身体健康。

潮湿闷热的高温、高湿天气不仅给我们带来情绪的不适，令人压抑、烦躁不安，也容易导致血压、血糖和血脂水平波动，慢性病患者需特别警惕。

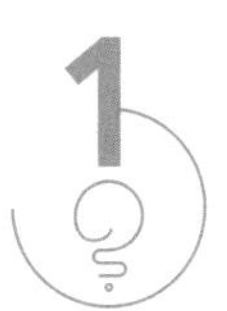

坚持规律用药，测量血压

对于慢性疾病患者，尤其是老年人，要坚持规律用药，高血压患者应坚持一定频率的血压监测，糖尿病、血脂异常的人也应严格控制饮食与生活习惯。若出现严重不适，要及时就医。

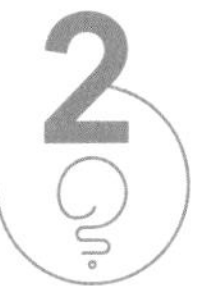

避免剧烈运动

日常生活中要注意关注天气预报，调整作息时间，减少或尽量避免在高温时段外出，避免中暑。高温闷热天气不适宜进行剧烈运动。早晨或黄昏，在天气较为凉爽时，可进行散步、打太极拳等有氧运动。中午气温高时，应避免室外活动。

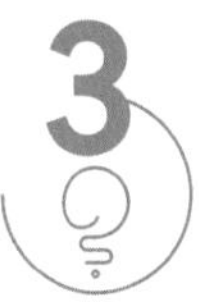

日常饮食，宜清淡、易消化

饮食宜清淡、易消化，但要注意，高温环境下人体更需要摄取足够热量，应保证足够的蛋白质摄入，此外，可多吃水果和蔬菜。日常应保证充足的饮水，但不要喝冰水，不要过多食用冷饮，以及油腻、辛辣刺激的食物。

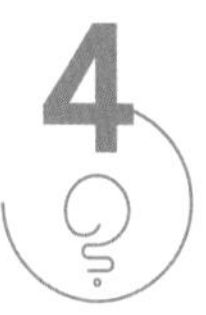

建立良好环境，保证良好睡眠

注意规律作息，有充足的睡眠。若天气闷热时夜间睡眠质量不佳，可在午间小睡 30 分钟左右补眠。空调是十分“给力”的降温电器，不过不要因为贪凉而直接对着空调吹风，也不要将室内温度调得过低，一般设置在 26℃ 或以上为宜。

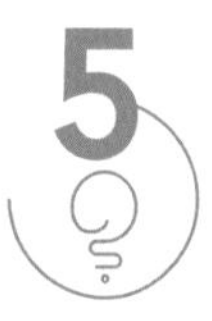

放松心情，注意劳逸结合

情绪不好易引发心肌缺血、心律失常和血压升高，高温、高湿天气，为了让我们的情绪也不要“中暑”，可以尽量放慢生活节奏，保持冷静，听听音乐、散散步，多参加一些有意义的文娱活动，如外出旅游、游泳避暑。注重心情的放松，工作和生活劳逸结合。

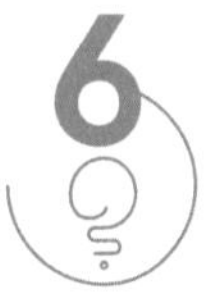

忌受热后“快速冷却”

有的人脱离高温环境后喜欢开足空调、电扇或立即去洗冷水澡，但这样会使全身毛孔快速闭合，体内热量反而难以散发，还会因脑部血管迅速收缩而引起大脑供血不足。特别需要注意的是，室内外温差不宜太大。使用空调时，建议室内外温差不超过 5℃，即使天气再热，开空调时室内温度也不宜降到 24℃以下。

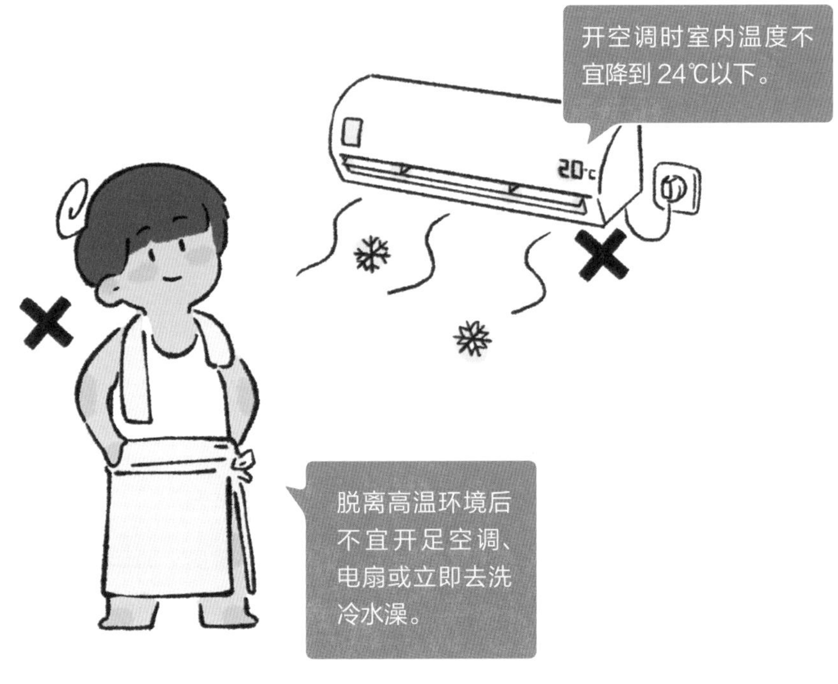

7 有人中暑怎么办

一旦周围有人中暑，应当立即将病人移到阴凉处，并保持通风；解开衣扣，用多种方法帮助身体散热；适当服用藿香正气等解暑药物，并尝试按压人中穴位等方法帮助病人恢复意识。如果病人症状没有减轻，应立即拨打急救电话。

Q42

大风沙尘起，如何做好防护？

北京疾控提醒您

大风沙尘天气出行要注意安全，避开风口和危险物，做好个人防护，可以戴上防风眼镜和口罩保护好眼睛和呼吸道，同时要注意保湿。

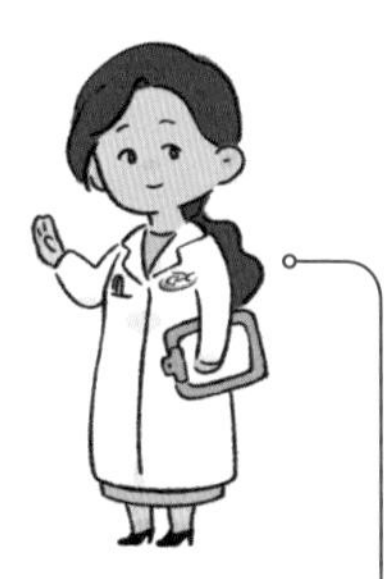

1 大风沙尘天气，要注意出行安全

大风沙尘来袭，不仅影响了人们的身心健康，也给出行安全带来了风险。大风沙尘天气，行人出行要注意以下几点：

+ **躲开危险物**。尽量不要在高大建筑物、广告牌、临时搭建物或大树的下方停留。
+ **注意骑行安全**。在大风天气骑自行车，有可能被大风刮倒，造成身体损伤。同时，过马路时应遵循多看、不急的原则。
+ **避开“狭管效应”**。尽量避免在高层建筑之间的狭长通道行走，因为狭长通道会形成“狭管效应”，风力在通道中会加大，从而给行人带来一定的危险。

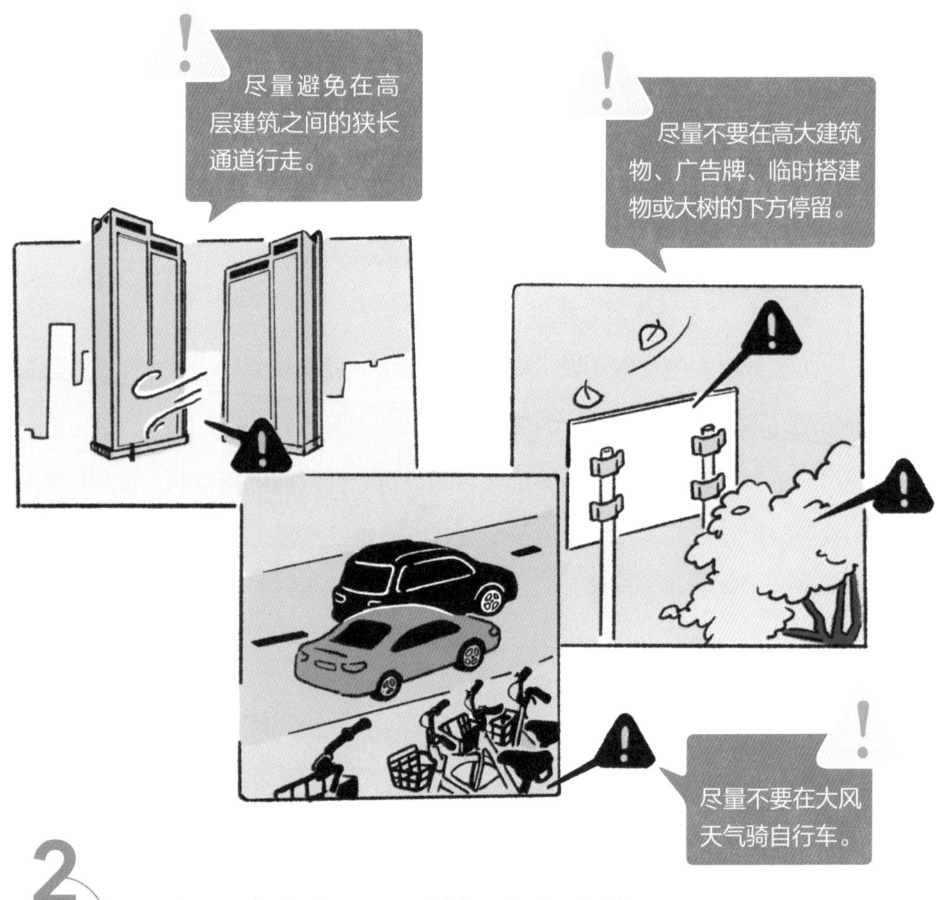

2 大风沙尘起，要做好个人防护

● 眼睛：最先被伤害

大风沙尘天气里，眼睛往往最容易受伤。如果风沙进入眼睛并出现异物感，切忌采取用力揉搓的方式处理，应尽快用流动的清水冲洗，如仍有不适或情况严重，应及时就医。

如果风沙过大，外出时最好戴上防风眼镜，避免风沙对眼睛造成损伤。

● 呼吸系统：易受损

沙尘天气中，空气中的可吸入颗粒物浓度大幅增加，这种颗粒物可进入人的呼吸道和肺泡，其表面吸附着细菌和病毒等多种病原体，增加了患支气管炎、肺炎、肺气肿等呼吸系统疾病的风险。

沙尘天气中，老人、儿童、孕妇、患有呼吸系统疾病及心血管疾病的人群尤其要注意防护，尽量减少外出活动，即便外出也要戴好口罩，减少风沙对呼吸道造成的损伤。

● 皮肤：清洁保湿最重要

大风沙尘天气空气干燥，皮肤表层的水分极易流失，补水、保湿、适当地防晒是沙尘天气保护皮肤的首要功课。外出要尽量避免沙尘直接接触皮肤，使用一些质地轻盈、渗透力强的保湿霜，可以让肌肤保持水润。使用防晒霜不仅可以防止皮肤晒黑，还能帮助皮肤更好地抵抗沙尘的侵袭。

此外，还要注意多喝水，这不仅能给身体补充水分，还能促进皮肤的代谢，让皮肤更健康。

小贴士

大风沙尘天气可能诱发或加重呼吸系统疾病和心血管疾病的发病风险，在沙尘天气中，应规律作息，保持良好情绪，尤其注意：

开窗有讲究。沙尘天气时不宜开窗通风，等沙尘过去之后再开窗。

减少体力消耗和户外活动。沙尘天气时应尽量减少体力消耗和户外活动。老年人、婴幼儿、孕妇、体弱者及呼吸系统疾病、心血管疾病患者应避免外出，减少发病风险。

外出要加强个人防护。在沙尘天气期间外出时，可以戴上口罩、防风眼镜、帽子和纱巾；勤洗手、脸，多喝水，以增强对沙尘环境的适应能力。

出现不适及时就诊。一旦出现眼部不适、咳嗽气短、胸闷胸痛等症状时，应尽快就诊，在医生的专业指导下进行相应治疗。

Q43 强冷空气，如何抗寒保健康？

北京疾控提醒您

寒潮来袭要注意保暖，可以接种疫苗来预防流感。寒潮往往伴随着大风，外出时要注意安全。重点人群要加强防护，注意身心健康。

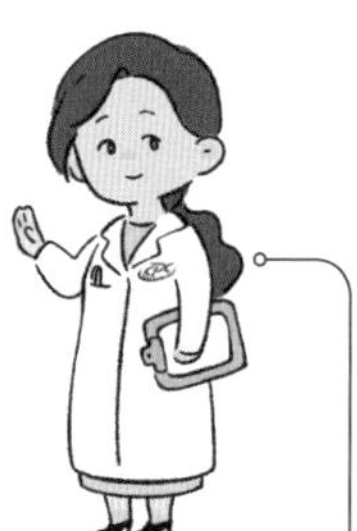

气温骤降时，人体若无法适应剧烈的冷暖变化，抵抗力会下降，呼吸道传染病发生的风险会加大。气温骤降也会导致血管收缩，血流速度减缓，增加脑梗塞、心梗和心脏病恶化等风险。

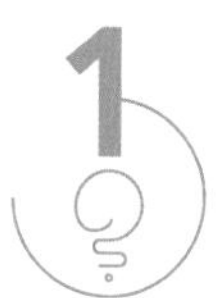

1 做好保暖工作

寒潮来袭，气温骤降，户外体感阴冷，大家需及时关注天气预报，注意防寒保暖。

注意取暖安全，采用煤炉取暖的家庭要提防煤气中毒。

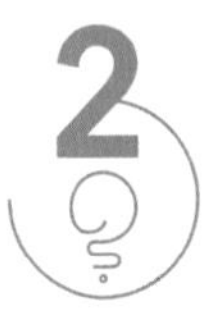

注意预防流感

秋冬季是流感等呼吸道传染病的高发季节，气温降低有利于流感等病毒的存活和传播，存在传染病叠加的风险。

注意个人卫生习惯，勤洗手，室内要勤通风。尽量避免前往人员密集、空气污浊的场所。避免接触出现流感样症状的患者。必要时应注意戴口罩，做好保护。

世界卫生组织也指出，每年接种流感疫苗是预防流感的最有效方法。

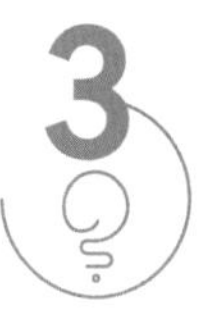

特殊天气外出做好防护

降雪、降温天气外出时，需要做好相应的防护措施。

积雪易对设施农业、园林树木等造成压塌、破坏，需注意防范。

雪天道路湿滑，极易出现积雪及道路结冰现象，外出尽量乘坐公共交通工具，少骑自行车或电动车，注意远离、避让车辆，注意安全。

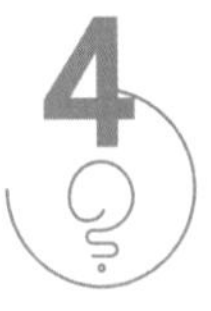

关爱重点人群

老年人、孕产妇、婴幼儿的抵抗力普遍比较弱，尽量不要接触传染病患者，在大风降温的天气要减少外出。

+ 如需外出，要选择中午温度较高的时候。
+ 应多穿衣物，特别注意头颈部、腹部与足部保暖。
+ 应加强体育锻炼，均衡饮食，提高身体抵抗力。

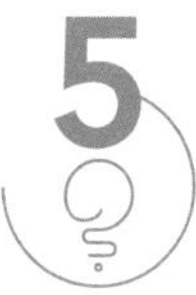

呵护心脑血管

天气骤然变化，易导致血压升高，血液黏度增高，心脏和大脑负荷加重，从而容易诱发脑卒中等心脑血管疾病。

低温天气时，心脑血管疾病患者最好不要去晨练，温度相对升高时再外出。

尽量保持心态平和，保持规律的生活习惯。

应坚持遵医嘱服药，控制好血压、血糖及血脂水平，如有不适及时就医。

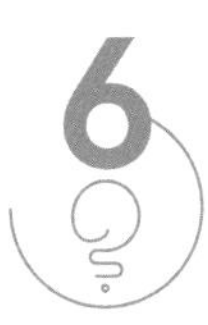

做好健康监测

当出现发热、咳嗽等症状时，要戴好口罩及时就医，不要带病上学、上班。

有高血压、心脑血管疾病等慢性病患者一定要注意按时服药，关注自身健康状况，如果病情加重要及时就医。

Q44 强降雨天气，这十大健康防病提示您知道吗？

北京疾控提醒您

夏季，强降雨天气过后，往往高温、高湿，容易诱发各种疾病。大家要提高防病意识，养成良好的卫生习惯，保障健康。

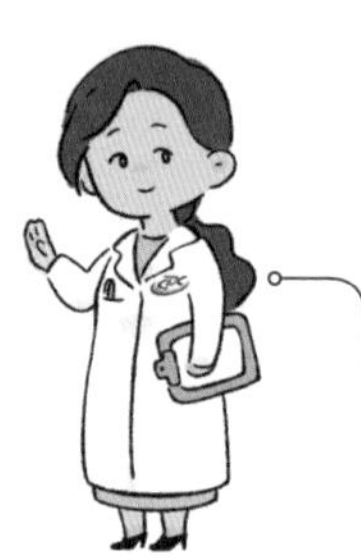

夏季，外环境因素有利于传染性病原微生物的繁殖和传播，尤其强降雨后，高温、高湿的环境，极易造成肠道传染病、食源性疾病、皮肤病等疾病的发生，在日常生活中我们要注意个人卫生和居家卫生，预防夏季传染性疾病的发生。

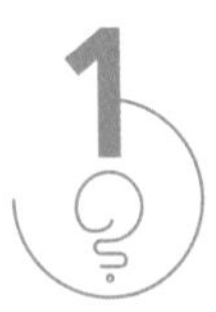

1 外出归来须洗手

外出归来第一件事是洗手，要用肥皂或洗手液，并且使用流动水洗手。

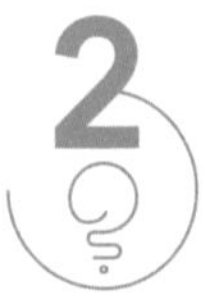

2 饮水卫生且安全

饮用开水、瓶装水，养成不喝生水的好习惯，禁饮带有颜色、带有异味（余氯或臭氧等消毒剂味道除外）、呈现浑浊的水。

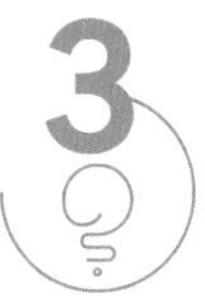

食品注意防污染

气候温度高、湿度大，细菌、霉菌易繁殖，食品极易受到这些微生物的污染，因此饭菜尽量当日清，剩饭、剩菜要冷藏，食前加热要彻底。

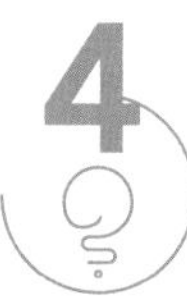

建议食用包装食品

切勿用雨水或被雨水污染的水清洗蔬果，如果暂时不能保证新鲜的食材供应，建议食用合格的包装食品。

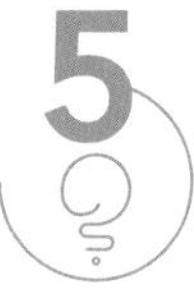

着雨水厨具、餐具要及时清洗和消毒

着雨水厨具、餐具要彻底清洗、消毒再使用，简便易行的消毒方法是煮沸，将洗净的厨具、餐具完全浸泡在水中加热至沸腾，保持 15 分钟即可达到消毒目的。

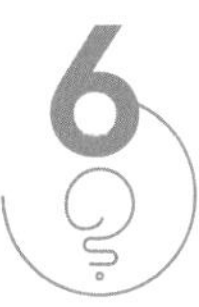

各类食品“六不食”

+ 受污染的食品不食用。
+ 霉变的食品不食用。
+ 未洗净的瓜果不食用。
+ 死因不明的动物肉类不食用。
+ 野生的蘑菇不食用。
+ 生冷食物不食用。

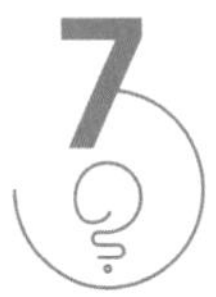

雨浸皮肤须清洗

暴雨期间，暴露的皮肤极有可能接触到雨水，雨水浸湿部位要及时用清水清洗干净，以免引发各种皮肤疾病。

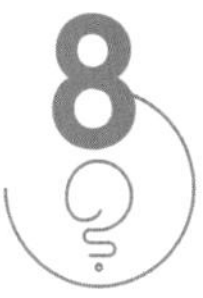

及时清理外环境

及时清理居室周边的雨水、垃圾，减少蚊虫滋生，防蚊、灭蝇。

雨天要保护水源

及时清除水源地周边及上游的污泥、垃圾、动物粪便、动物死尸等污染源，尤其要做好厕所等关键部位的清洁卫生。

任何单位和个人，一旦发现饮用水出现异常，及时报告当地卫生监督部门；饮水后出现不适症状，及时就医并报告疾病预防控制机构。维护饮用水的安全和卫生是我们每个人的责任和义务。

增减衣服防感冒

汛期要密切关注自己和家人的身体状况，饮食起居要规律，避免过度劳累，随时注意天气变化，适时增减衣服，预防感冒，一旦出现不适，及时就医。

我们要积极行动起来，共同努力，从我做起，从现在做起，提高防病意识，养成良好的卫生习惯，保障健康，安全度过汛期。

Q45 您知道怎么正确地洗手吗？

北京疾控提醒您

我们常说“病从口入”，实际上在这个过程中，我们两只手发挥着无法替代的转运作用。无论是洁净的手拿取被污染的食品去吃，还是被污染的手拿取洁净的食品，许多病菌都是经过手进入口中的。正确地洗手可有效去除黏附在手上的细菌。

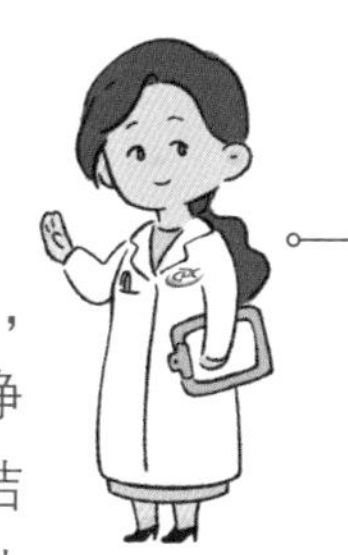

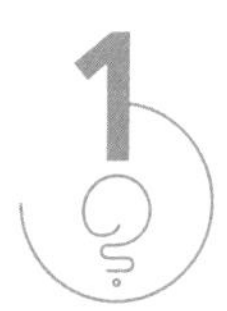

1 我们真的会洗手吗？先来一起做个实验吧

请大家看一下这张手印的图片，像不像用美丽的花瓣拼成的？这是怎么做的呢？

很简单，这是一个小男孩在院子里玩了一会儿后，用手在培养基上轻轻印了一下，将培养基再培养几天，就变成这个样子了……看到这儿，可能您明白了，这些花瓣都是细菌吧？是啊，这些各种颜色的花瓣，都是不同的微生物家族呢！

试想一下，如果这个小男孩不洗手就先揉揉眼睛，再用手抓东西吃，那么过几天会怎么样呢？

没错，他可能会眼睛红肿、拉肚子，因此我们每个人都要养成洗手的好习惯。简单地说，请大家记住以下这两点。

第一，接触脏东西后要洗手。

第二，接触食物或者鼻黏膜、眼结膜等之前要洗手。

下面是一定要洗手的几种情况。

+ 去医院、看护病人后。
+ 外出或购物回家后。
+ 处理宠物粪便后。
+ 给孩子换尿布后。
+ 擤鼻涕、上厕所后。
+ 做饭、用餐、冲奶粉前。
+ 摘戴隐形眼镜、揉眼睛前。
+ 手部有明显污染物时。

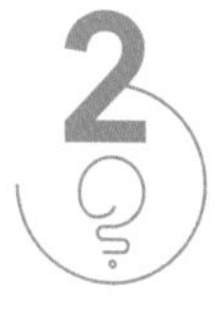

洗手时不用香皂只用水随便冲冲，效果怎么样

首先对从公共场所回来的人的手进行涂抹采样，然后让他用水冲手后再采一次样，最后用香皂认真洗手并擦干后，再采一次样。结果呢？洗手前，培养基上可以看到大片的菌落；手经过流水冲洗后，菌落数少了一些，但还是有很多；用香皂认真洗手并擦干，基本看不到细菌。

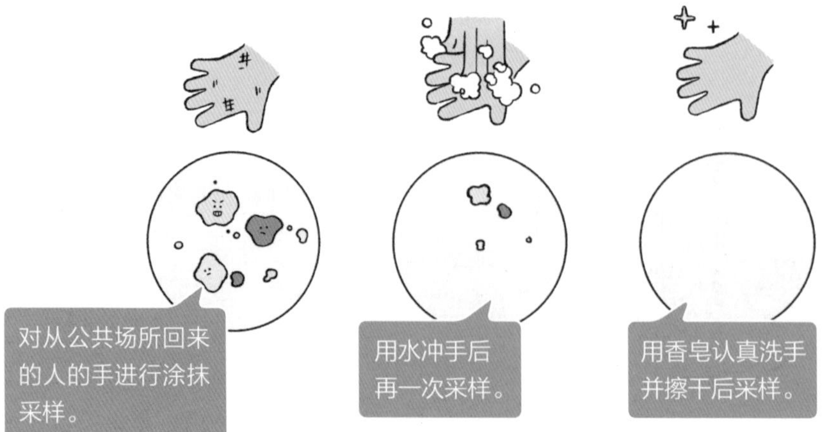

3 到底应该如何正确洗手

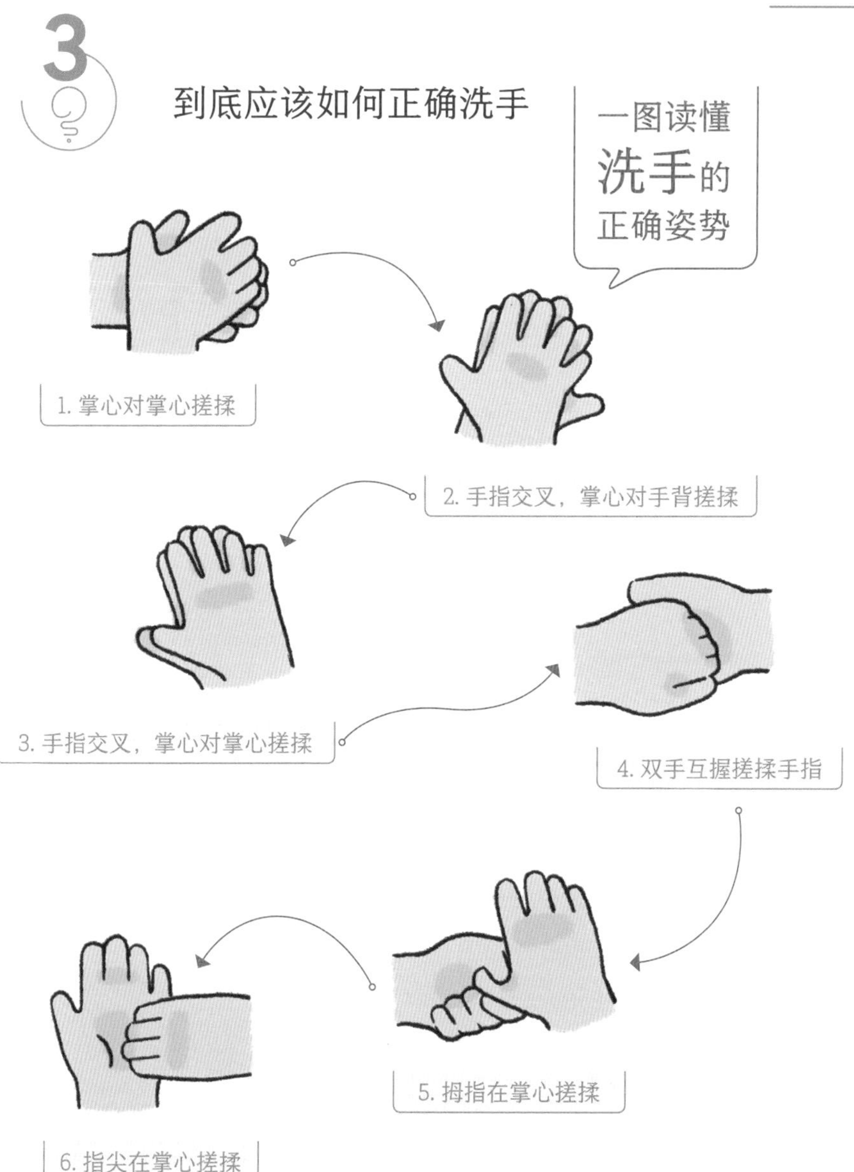

这一套洗手动作最好能持续 15 秒，大约是唱一遍生日快乐歌的时间。当然，如果手特别脏的话，您也可以多唱一遍生日快乐歌！

让我们一起正确洗手吧！

Q46 预防呼吸道传染病，有哪些重要的**咳嗽礼仪**？

北京疾控提醒您

打喷嚏和咳嗽产生的飞沫能够传播细菌和病毒，进而传播疾病，即便是健康人打喷嚏和咳嗽，产生的飞沫中也可能携带细菌或病毒！

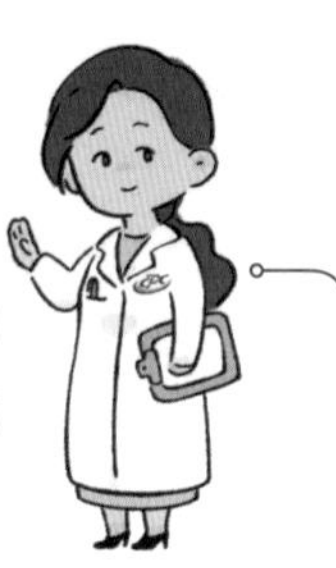

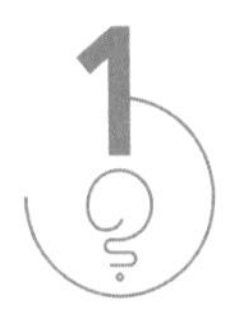

1 您知道打喷嚏和咳嗽产生的飞沫能把细菌或病毒带多远吗

当我们打喷嚏或咳嗽时，产生的飞沫像一团云一样迅速扩散，能够把细菌或病毒带到 2m 左右的地方。为避免细菌或病毒通过飞沫传播，至少需要保持 2m 的距离。

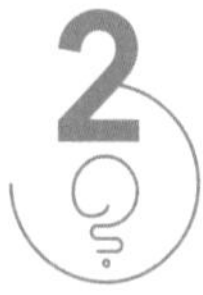

2 已经出现打喷嚏和咳嗽症状，如何避免传播给他人

如果在人员密集的场所，如在早高峰的地铁上，可以通过佩戴口罩避免传播给他人。当生病时，无论是去医院就诊还是在家休息，佩戴口罩能够给您和他人提供安心的防护。

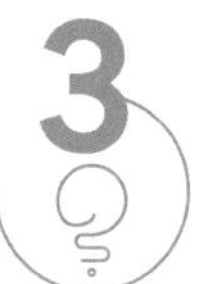

3 打喷嚏或咳嗽时的正确做法是什么

很多人打喷嚏或咳嗽时都会下意识地用手捂住口鼻，但其实这是错误的做法！

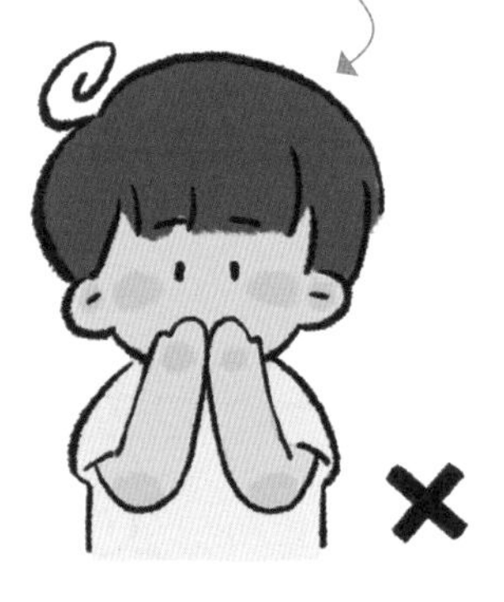

在日常生活中，打喷嚏或咳嗽时，可以用纸巾遮掩口鼻。

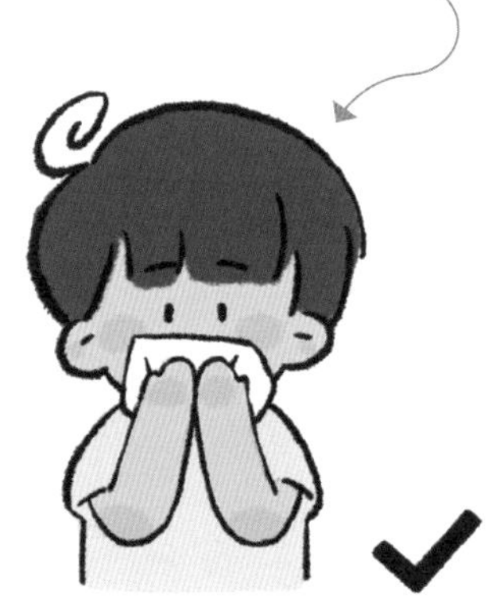

如果一时情急，来不及准备纸巾或没有纸巾时，可以用肘部衣袖遮掩口鼻。

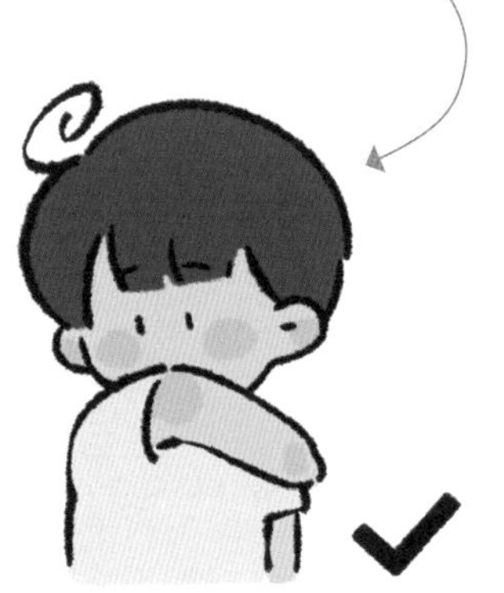

因为肘部衣袖接触其他地方的机会较少，不容易造成细菌和病毒的散播。这不仅是防止疾病传播的办法，也是文明素养的表现。

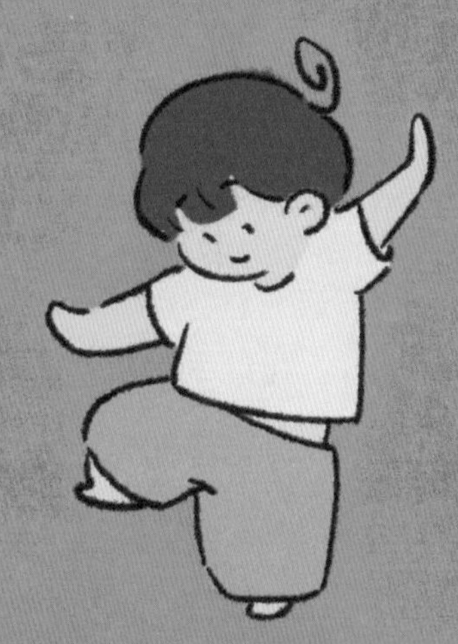